ESSAIS

SUR LES MOYENS

DE PERFECTIONNER LES ÉTUDES

DE MÉDECINE.

Table des ouvrages
Contenus en ce Volume

1° Essay sur les moyens de
perfectionner les etudes de Medecine
par Mr. J. A. B. Tissot D. en M.

2° Tableau des arts et des
Sciences depuis les tems les plus
reculés jusqu'aux ... d'Alexandre
traduit de l'Anglois de M. Banister.

ESSAI

SUR LES MOYENS

DE

PERFECTIONNER LES ÉTUDES

DE MÉDECINE.

PAR M^r. S. A. D. TISSOT, D.M.

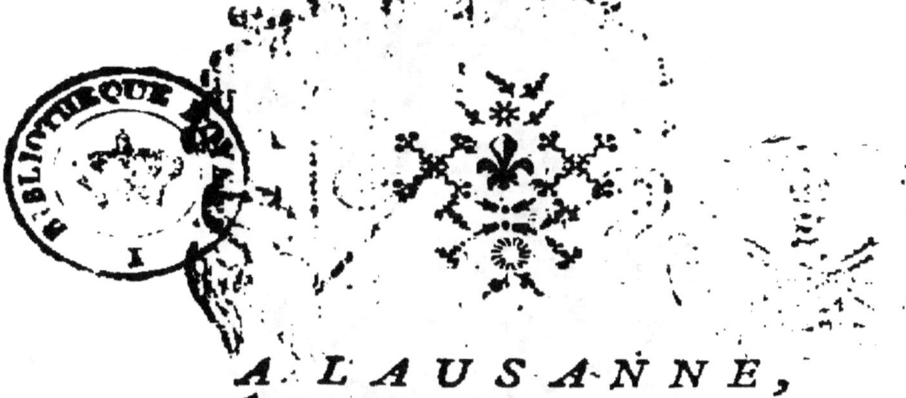

A LAUSANNE,

Chez MOURER, Cadet, Libraire & Imp.
de la Soc. des Sciences Phys.

M. DCC. LXXXV.

Ex Lib. Henr. PETIT Equit.
& Doct. Med. Sueſſionem.

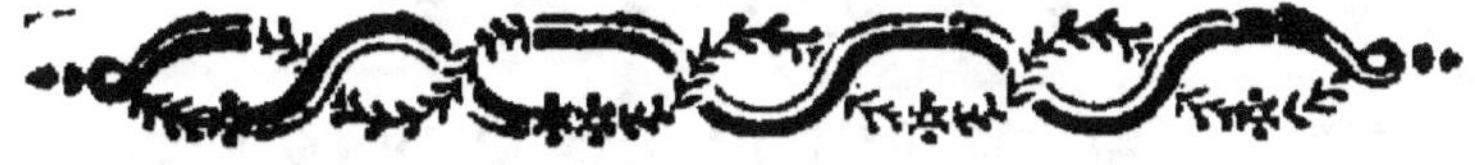

PRÉFACE.

En publiant ce petit ouvrage, je dois dire ce qui l'a fait naître. Au mois de Février 1782, S. E. feu M. *le Comte* DE FIRMIAN m'ayant demandé de lui communiquer mes idées sur l'enseignement de la médecine, & de lui donner un plan pour la construction d'un hôpital destiné à cet établissement, je lui envoyai ce dernier plan peu de jours après ; mais, comme le développement du premier exigeoit plus de tems, & que j'en avois très-peu alors, je fus obligé de différer jusques à l'Eté suivant. La mort de ce grand homme, arrivée au commencement de ce même Eté, fit que je ne remplis point cette tâche alors; cependant je ne la perdis pas entiérement de vue; & perfuadé, par ce que j'ai eu occafion de voir dans différens pays, que l'inftruction que reçoivent les étudians en médecine, n'eft pas, par-tout, auffi parfaite qu'elle pourroit l'être, j'ai cru que quelques obfervations fur les moyens de la rendre meilleure, pourroient être utiles. Quant au Mémoire fur l'hôpital, on le trouve ici prefque tel que je l'avois compofé d'abord, mais j'en ai retranché le plan deffiné pour un terrein donné, qui n'étoit pas parfaitement régulier, & les détails rélatifs à ce plan, d'après lequel S. A. R. *Monfeigneur* l'Archiduc Ferdinand en a fait conftruire une premiere partie en 1783, & dont elle s'eft occupée, comme elle s'occupe de tout ce qui a rapport au bon-

heur des Etats confiés à fes foins,
& fur-tout des fondations charita-
bles, non-feulement en Prince jufte
& éclairé, qui veut le bien, le voit
& l'ordonne, mais avec cet intérét
& cette chaleur que lui infpirent
l'amour de l'humanité fouffrante, &
qui lui ont fait fentir que, pour que
tout ce qui tend à fon foulagement,
s'exécute le mieux poffible, il faut
que les plus grands Princes ne dé-
daignent pas d'entrer quelquefois
dans les petits détails dont la négligence entraîne la ruine des établiffemens les plus utiles.

Le petit *Effai* fur les moyens de
procurer les fecours de médecine &
de chirurgie au peuple des campagnes, eft extrait d'un Mémoire fur
cet objet, que j'avois compofé en
Février 1765, par ordre du Sei-
gneur Préfident de l'Illuftre Confeil

de Santé de Berne ; j'en ai fuppri-
mé la plus grande partie , uniquement relative à ce pays, mais j'ai
cru qu'il pourroit être utile de conferver les idées effentielles qui peuvent s'appliquer à tous les autres.

A Laufanne le 21 Mars 1785.

ESSAI

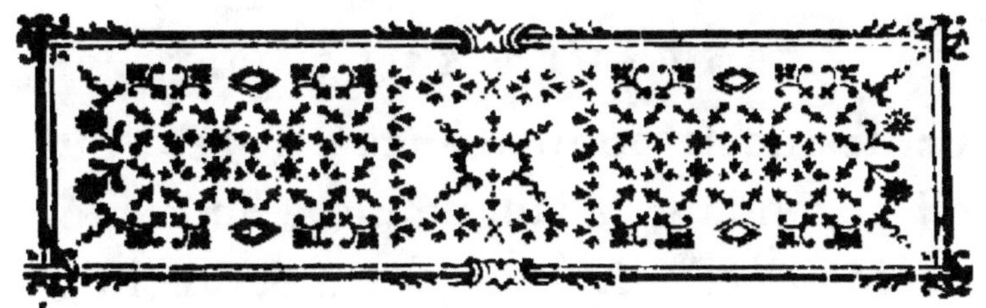

ESSAI

SUR LES MOYENS

DE

PERFECTIONNER LES ETUDES

DE MÉDECINE.

Avant que de traiter des moyens d'enſeigner utilement la médecine, il me paroit qu'il faut commencer par dire quelque choſe des connoiſſances que doit avoir le ſujet qui entreprend cette étude; ce ſont d'excellentes humanités & une très-bonne philoſophie. Quand, à la rigueur, on pourroit diſ-

A

penſer de la connoiſſance du grec, qui eſt cependant la langue-mere de la médecine, celle de tous ſes mots techniques; on ne peut aſſurément pas diſpenſer d'une parfaite connoiſſance du latin, & d'une très-grande facilité à le lire & à l'entendre; &. à cet égard là, on doit être de la plus grande ſévérité. Les livres claſſiques de médecine ſont en latin; & comment peut-on eſpérer que de jeunes gens les liſent, ſi arrêtés par les difficultés de la matiere, ils le ſont encore par celles de la langue? Comment eſpérer qu'ils ſoyent aſſidus aux leçons, s'il faut qu'ils y ayent la double peine, de comprendre le ſens des mots, & de retenir le ſens de la choſe? & lors même qu'ils le ſont, ils n'en profitent point. Je ſais qu'il y a quelques univerſités où la plupart des leçons ſe font en langue vulgaire; mais, outre que c'eſt un uſage très-contraire au luſtre même de l'univerſité qui doit chercher à attirer les étrangers, & qui par-là, les éloigne, c'eſt de plus un mal réel pour l'étude de la médecine. On la facilite à des gens qui, n'ayant fait aucune étude préliminaire dans leur jeuneſſe, y apportent un eſprit brut, qui n'eſt jamais propre à acquérir aucune connoiſſance diſtincte, & qui, privés de la poſſibilité de l'étudier dans les bons ouvrages, ſe croyent & ſont crus médecins, pour avoir aſſiſté à quelques leçons dans une univerſité, & en avoir remporté le bonnet de docteur, qui, donné à des gens non-inſtruits, n'eſt à la lettre que le *jus taillandi, coupandi, tuandi impuné* de MOLIERE; & malgré quelques déclamations célebres contre l'étude du latin, malgré l'abandon dans lequel il tombe trop généralement , je crois qu'un jeune homme employe utilement une partie de fes premieres années , à apprendre une langue qui lui ouvre les vrayes four- ces de la philofophie, du bon goût & de toutes les fciences. Ainfi, j'in- fifte fur la néceffité de cette langue; & j'infifte avec d'autant plus de rai- fon , que j'ai été témoin de la diffé- rence étonnante qu'il y a pour les fuccès , entre les jeunes gens à qui elle eft familiere , & qui ont été cul- tivés dès leur enfance, & ceux à qui elle ne l'eft pas. En leur permettant dans les écoles publiques de négliger le latin, on a mis dans le cas ceux qui ont écrit dans un âge plus avancé d'écrire dans leur langue maternelle; & il en eft réfulté que ceux qui veu- lent s'inftruire dans une fcience quel- conque, font obligés d'employer beau- coup de tems à étudier plufieurs langues vivantes qu'ils ne favent jamais bien.

Rien n'eſt plus naturel que d'établir une communication facile de toutes les ſciences, & rien de plus néceſſaire pour cela que d'avoir une langue commune à tous les ſavans, qui leur fût auſſi familiere que la leur propre. Je vois avec plaiſir, que M. GREGORI a remarqué, dans la belle préface de ſes excellentes *inſtitutions* de médecine, qu'il ne voyoit pas, & ne croiroit pas aiſément que la coutume nouvellement introduite d'écrire preſque tous les ouvrages en langues vernales, eût rendu les études plus courtes ou plus faciles, & eût, en aucune façon, avancé les progrès de la médecine, ou puiſſe jamais y contribuer. Tout ce qu'il dit ſur l'abandon du latin, eſt de la plus grande vérité & de la plus grande force; & il n'y a perſonne qui ne puiſſe comprendre que quand il faut donner beaucoup de tems à l'étude des mots, il en reſte peu pour l'étude des choſes. Il paroît tous les jours d'excellens ouvrages en anglois, en françois, en italien, en allemand, en hollandois, en ſuédois; il faut donc que l'homme de lettres de chacune de ces nations apprenne cinq langues vivantes, ou ſoit privé de la lecture des cinq ſixiemes de ces ouvrages, dont il profiteroit, ſi le latin étoit familier aux hommes de lettres de toutes les nations; & je me ſuis affligé ſouvent d'être forcé à cette privation pour les ouvrages écrits dans ces trois dernieres langues. Il y a dans les ſciences quelques vérités qu'il faut mettre à la portée des lecteurs qui ne ſont pas ſavans, & l'on doit par là même les écrire en langue vernale; tout le reſte doit être écrit en latin. Si je me fuis écarté de cette loi, en écrivant fur les *maux de nerfs*, c'eſt que j'ai vu que tout fe traduiſoit, & qu'en écrivant en latin, l'original ne feroit lu de perſonne.

Si les autres branches des humanités font d'une néceſſité moins preſſante, elles ne laiſſent pas que d'être très-utiles. Il feroit honteux pour tout homme de lettres, à quelque fcience qu'il fe foit voué, d'ignorer la fable & l'hiſtoire; celle-ci eſt même néceſſaire à l'étude de celle de la médecine, dont on verra qu'il eſt impoſſible qu'un médecin fe paſſe; & M. ALBERTI a très-bien prouvé combien la connoiſſance de la géographie étoit utile. Les études de philoſophie font, une excellente logique, une très-bonne pſycologie, partie fur laquelle M. BONNET n'a rien laiſſé à déſirer, au moins ce qu'il faut des élémens de mathématiques, pour posséder une bonne physique, & la physique elle-même, science qui doit tant aux médecins, & sans laquelle il est absolument impossible de saisir les vrais principes de la médecine; aussi il ne peut y avoir qu'une opinion là-dessus. HIPPOCRATE exigeoit déja qu'un médecin fût physicien; ARISTOTE, VALLERIOLA, SENNERT, ont insisté sur cette nécessité : ce dernier établit que la physique n'a aucune partie qui ne soit utile au médecin. M. HOFMANN a écrit une petite dissertation, pour prouver que l'étude de la physique est indispensablement nécessaire dans la pratique de la médecine; & dans les *Instituts* de Vienne, on ne craint pas de dire que celui qui n'a pas étudié la physique au flambeau des mathématiques, ne peut pas acquérir une connoissance approfondie de la médecine.

M. BOERHAAVE a été un des plus grands phyſiciens, comme le plus grand médecin de ſon ſiecle ; & l'on me permettra de le juſtifier ici contre une erreur qui a échappé à M. le Marquis DE CONDORCET, dans l'éloge de M. HALLER, & dont il eſt bien étonnant que MM. les médecins de l'Académie, plus appellés à connoître ſes ouvrages que ce grand-géometre, ne l'ayent pas averti avant l'impreſſion. Voici le paſſage. Après avoir parlé du ſéjour de M. HALLER à Leyden, M. DE CONDORCET ajoute : Il ſe rendit à Bâle, où il étudia les mathématiques ſous Jean BERNOUILLI : ces ſciences ne ſeroient pas inutiles à un anato-miſte, quand elles ne lui ſerviroient qu'à connoître, combien les raiſonne-mens fondés ſur la méchanique, ſont incertains, lorſqu'on les applique à la médecine; & c'étoit *un préſervatif dont pouvoit avoir befoin un difciple de* BOERHAAVE, *élevé comme fon maître dans la philofophie cartéfienne.* M. BOER-HAAVE étoit fi peu Cartéfien, & élevoit fi peu fes éleves dans cette doctrine, qu'il a été un des premiers Newtoniens hors d'Angleterre, le plus zelé, & un des plus éclairés qu'il **y** ait jamais eu. *Il étoit Newtonien convaincu & convaincant*, dit M. LA METTRIE, dans fon éloge. *J'ai vu les Cartéfiens les plus outrés, céder, malgré eux, à la force de fes démonftrations; & il regardoit* DESCARTES *comme un homme ivre d'efprit & d'imagination.* Dans fes leçons fur la méthode d'apprendre la médecine, imprimées en 1708, mais qu'il lifoit depuis plufieurs années, il réfute toutes les opinions de DESCARTES, relatives à la définition du corps, à l'impénétrabilité, à la dureté, au vuide; il prouve

que sur la figure des corps, DESCAR-
TES avoit tort, & GASSENDI raison;
il remarque que M. HUIGHENS n'a-
voit pas aussi vîte tiré parti de la découverte de M. RICHER sur le pen-
dule, que M. NEWTON, parce qu'il
étoit encore imbu du cartésianisme,
qu'il abjura seulement sur la fin de sa
vie. M. BOERHAAVE, qui étoit de
quarante ans plus jeune, s'étoit imbu
du Newtonianisme dès ses premieres
études; c'est la seule doctrine qu'il ait
jamais enseignée; & il l'enseignoit, il
la développoit dès le commencement
du siecle, dans le tems qu'elle étoit
encore profondément inconnue par-
tout, excepté en Angleterre & en Hol-
lande; il l'enseignoit vingt ans avant
M. SGRAVESANDES; il expose singu-
lierement bien le système sur la force
d'inertie, de M. NEWTON, qu'il appelle par-tout le grand NEWTON; il

le juftifie fur le mot *attraction*; il voyoit, dit-il, une caufe dans tous les corps, qui fait que leurs parties réfif- tent à la féparation; & fans favoir ce qu'elle étoit, il l'appelle *force attractive*; il veut que ceux qui entendent les mathématiques, lifent NEWTON, *à qui la nature a révélé fon fecret, & qui enleve la palme à tous les autres*; par- tout il lui donne les plus grands éloges & les mieux motivés; il ne loue DES- CARTES que fur la méchanique, & dit pofitivement que s'il a quelque chofe de bon en phyfique, ce dont il paroît douter, il le doit au chancelier BACON : en expofant dans fes *Inftitu- tions* la doctrine de NEWTON fur la lumiere, il dit qu'il eut tant de faga- cité, qu'il paroît avoir paffé les bor- nes marquées à l'efprit humain : en parlant du fon, c'eft fa doctrine qu'il développe; dans fes harangues, dans fa chymie, par-tout on voit l'admirateur de NEWTON, le plus zélé partifan de fa doctrine; en fortant de fon école, il étoit impoffible de ne pas être Newtonien. Ainfi, M. HALLER étoit bien loin d'avoir à oublier ce qu'il avoit appris de la philofophie Cartéfienne dans fon école, où il avoit au contraire déja abjuré ce qu'il en avoit appris à Bienne dans fa premiere enfance; & s'il m'eft permis de le remarquer, ce n'eft pas chez M. BERNOUILLI qu'il auroit fallu aller pour cela. M. d'ALEMBERT a dit, dans fon éloge, qu'il n'étoit pas trop favorable au fyftème Newtonien; & que dans la piece pour la queftion propofée par l'Académie en 1730, dont le fujet étoit d'expliquer le mouvement des planetes dans le fyftème des tourbillons, *on admire fes efforts pour foutenir le cartéfianifme*, que NEWTON croyoit avoir anéanti. Perfonne n'a attaqué auffi fortement que lui le fyf- tème du philofophe Anglois, dans fa partie même la plus démontrée, & fon application du barometre lumineux eft le cartéfianifme tout pur. Auffi ce n'eft point des lumieres en phyfique que M. HALLER cherchoit chez lui ; il ne lui en demanda que fur la géo- métrie fublime, à laquelle il n'étoit même point étranger, quand il alla à Bâle.

Mais je reviens à la néceffité des études préliminaires. Si l'on étoit plus févere dans les examens qui doivent prouver que les jeunes gens les ont bien faites, toutes leurs autres études fe feroient infiniment mieux ; parce que des fujets plus inftruits dans ces fciences, trouvent les autres bien plus aifées ; & que le jeune homme qui s'eft occupé utilement, dès fon enfance, a l'efprit plus ouvert & plus jufte, plus de goût pour s'occuper, & plus de facilité à s'occuper avec fuccès. M. STORK l'a très-bien fenti; ainfi, je le répéte avec affurance, faciliter l'étude des fciences à ceux qui n'ont point cultivé les belles lettres, c'eft le moyen le plus propre à les flétrir, à les perdre, & à appeller aux vocations les plus utiles les hommes les plus ineptes à les exercer. Il y a bien d'autres langues que le grec & le latin, très-utiles, comme je l'ai dit, à un médecin; on ne peut cependant dire d'aucune qu'elle foit auffi indifpenfable que le latin, & on ne peut pas exiger qu'il les fache. Mais une Univerfité fondée fur un bon plan, doit au moins mettre à la portée des jeunes gens qui s'y rendent, tous les fecours qui peuvent contribuer à leur faciliter l'inftruction, afin que ceux qui ont plus de talens & d'émulation, puissent en profiter. Dans toutes les Universités, il devroit y avoir, comme à Stuggart, des maîtres choisis & fixés par une pension, pour l'anglois, l'allemand, le françois & l'italien. Il seroit même nécessaire que l'on y trouvât un manege, des maîtres de musique, de dessin, d'armes, de danses. On avoit pourvu à tout cela, en fondant celle de Goettingue; & cela ne devroit manquer dans aucune. Cette privation éloigne les jeunes gens, qui, en se vouant aux études, veulent cependant cultiver les arts agréables, qui seroient pour eux des récréations; & les récréations leur sont nécessaires: quand ils n'en trouvent point qui réunisse l'agréable à l'utile, ils se livrent presque nécessairement aux dissipations les plus dangereuses & à la débauche même. C'est par la réunion de tous les fecours, que l'on peuple les univerfités, & non point par les édits qui déclarent ineptes aux emplois de l'État, quiconque s'en eft rendu très-capable dans une Univerfité étrangere. Qu'eft-ce qui donna tout-à-coup cette fupériorité frappante à Goettingue, trifte petite ville, dans un trifte pays? C'eft la certitude d'y trouver non-feulement des hommes excellens en tout genre, mais auffi tous les fecours pour la fcience à laquelle on fe vouoit, pour toutes celles dont on étoit bien aife de cultiver quelque branche, & pour tous ces arts qui entrent dans une éducation foignée, & que l'on fait marcher de front avec les études, fans aucun inconvénient.

Ces édits coactifs, envifagés de fang froid, me paroiffent la chofe la plus mal vue; c'eft faire des fciences une marchandife, & défendre l'importa-

tion de celles des fabriques étrangeres ; il vaudroit mieux, même pour
le bien des finances, qui trop généralement paroît le premier des biens,
celui auquel on subordonne tous les
autres, donner à ces Univerſités une
ſupériorité qui y attira l'étranger. Je
ſuis ſi éloigné de croire ces loix utiles,
que s'il falloit ſtatuer ſur le lieu des
études, je ſtatuerois, que les habi-
tans d'une ville où il y a une école
de médecine, ne pourroient pas l'y
étudier. Cette facilité de l'étudier ſans
frais, ſans déplacement, ſans peine ;
cette confiance d'y trouver plus de
patronage dans les épreuves qu'ailleurs,
déterminent une foule de jeunes gens,
qui ne ſont qualifiés en aucune façon
pour cette vocation, à s'y vouer: les
rues ſont couvertes de docteurs titu-
laires, & les malades trouvent à peine
un bon médecin. Il en eſt de même

pour les autres études : il faut bien se
garder de les rendre trop peu coûteu-
ses, parce qu'alors les Académies, les
Universités se remplissent de sujets
qui devroient labourer les champs &
fossoyer les vignes ; les vocations les
plus utiles ne sont plus confiées qu'à
des hommes grossiers, qui les avilis-
sent ; les gens propres à les perfectionner, à les rendre utiles, à les faire
honorer, les abandonnent ; elles tom-
bent dans le mépris, & il en résulte
les suites les plus funestes pour l'ordre,
pour les mœurs, & par-là même pour
le bonheur de la société. Je connois
un pays où cet abus a déja si fort fait
dégénérer la classe du clergé, qu'il feroit si naturel & si important de rendre respectable, que, si cela continue,
dans quelques années, elle sera la plus
méprisée de toutes ; & l'on ne s'apper-

çoit que trop des suites funestes qui résultent de cet avilissement.

Je finirai ce long préambule sur ce que j'exige que sache un jeune homme qui se voue à la médecine, par rappeller qu'HIPPOCRATE qui faisoit un si grand cas du médecin - philosophe, gémissoit de ce que l'ignorance de la plupart des médecins avoit avili cette belle vocation : alors, comme aujourd'hui, il y avoit déja beaucoup de médecins de nom,& très-peu en effet (a).

Après avoir indiqué les précautions à prendre pour n'avoir que des sujets capables d'une véritable instruction médicinale, je passe à l'énumération des sciences qu'il faut leur enseigner : ces sciences sont l'anatomie, la botanique, la chymie, la physiologie, l'hygiene, la pathologie, la thérapeuti-

(a) *De decenti habitu, de arte, de lege.*

que, la matiere médicale, l'hiſtoire de la médecine, la médecine civile & celle du barreau, la chirurgie dans toutes ſes parties, & enfin, la pratique même de la médecine. Voilà treize parties très-diſtinctes, & dont pluſieurs ont des ſous-diviſions conſidérables ; mais il ne faut cependant point croire qu'elles exigent treize profeſſeurs, tant s'en faut ; cinq les enſeignoient toutes à Goettingue ; cinq les enſeignent auſſi actuellement à Gieſſen, & de plus, l'hiſtoire naturelle, la métallurgie, & l'art de faire les formules qui, dans pluſieurs univerſités d'Allemagne, font un enſeignement à part : mais le profeſſeur de matiere médicale peut, dans quelques leçons, enſeigner tout ce qu'il y a d'important à dire ſur cet objet, qui ne me paroît point devoir être iſolé. Pour avoir une idée de ce que peut faire un profeſfeur qui a à cœur le bien des jeunes gens confiés à fes foins, il faut fe repréfenter M. BOERHAAVE occupé par fa pratique, fa correfpondance, fes expériences, & voir en même tems la lifte de fes travaux académiques ; il expliquoit toutes les années fes inftituts & fes aphorifmes, c'eft-à-dire, toute la théorie & toute la pratique de la médecine, faifoit le cours de chymie en hyver, celui de botanique en été, il dirigeoit l'hôpital clinique, & il donnoit toutes les années un cours fur quelques maladies particulieres ; fans que rien de tout cela fe fît légerement : fes leçons fur toutes ces parties recueillies par fes éleves, font de très-bons ouvrages qui feront toujours précieux, & en les lifant, on fe perfuade aifément que fes leçons étoient les meilleures leçons de médecine que l'on ait jamais faites.

M. DE GORTER expliquoit l'anatomie, la chymie, la botanique, la physiologie, la thérapeutique, la pratique, & traitoit aussi toutes les années de quelque maladie particuliere. M. HALLER enseignoit l'anatomie, la physiologie, la chirurgie, la botanique, la médecine légale. Il est vrai que les uns & les autres n'étoient pas bornés à quatre ou cinq leçons par semaine, quelquefois à moins ; ils en faisoient jusques à trois, quatre même par jour, sans que ces travaux ayent abrégé leur vie. Mais enfin, comme chaque génération, moins encore chaque université, ne peut pas se flatter d'avoir des BOERHAAVE ou des HALLER, & qu'il faut examiner

Quid ferre valeant humeri quid recusent.

Je crois qu'il faut sept professeurs en médecine ; c'est le nombre qu'il y en a actuellement à Edimbourg, (*b*) & je suis sûr que ce nombre peut suffire.

Le premier enseigneroit l'anatomie.
Le second, la chymie.
Le troisieme, la botanique.
Le quatrieme, la physiologie & la pathologie.

Le cinquieme, la thérapeutique & la matiere médicale, deux parties si intimément liées qu'il est impossible de les séparer, sans nuire à l'étude de l'une & de l'autre partie.

Le sixieme, les institutions & les opérations de chirurgie avec les accouchemens, parties qui, pour le mieux, doivent être enseignées par le même.

Le septieme enfin, donneroit les leçons

(*b*) MM. CULLEN, MONRO, HOPE, BLACK, HOME, GREGORY & YOUNG.

leçons de médecine pratique, & diri-
geroit l'hôpital clinique.

Il reste quatre parties, l'histoire de
la médecine, l'hygiene, la médecine
civile, & la médecine criminelle ou
du barreau, qui n'ont point de professeurs : mais, sans surcharger les sept
chaires que je viens d'indiquer, il est
très-aisé de leur repartir l'enseignement
de ces dernieres sciences. On pourroit
donner au professeur d'anatomie la
médecine criminelle qui, pour être
bien saisie, exige très-souvent l'inspec-
tion des cadavres, & qui est étroite-
ment liée aux connoissances anatomiques.

On chargeroit le professeur en chymie de l'histoire de la médecine ; le professeur en botanique auroit l'hygiene
& la médecine civile ; & de cette façon, toutes les chaires seroient à peu-
près également chargées.

B

Il y a encore une autre partie essentielle qui regarde proprement le professeur de pratique, mais dont on pourroit aussi charger celui de matiere médicale, c'est l'article des poisons, qui mérite d'être développé avec beaucoup de soin. Si l'on trouvoit que tous ces objets traités, comme ils doivent l'être, font une grosse tâche, il y a quelques parties que l'on pourroit fort bien ne traiter que de deux en deux ans, parce qu'elles n'entrent point proprement dans l'échelle des sciences qu'il faut étudier successivement, pour passer utilement de l'une à l'autre. Ce sont l'histoire de la médecine, la médecine civile, la médecine criminelle & le traité des poisons.

Au reste, tous ces arrangemens ne font point invariables, & beaucoup de circonstances peuvent, sans inconvénient, les faire changer. La liaison

de la chaire de pratique, avec la direction de l'hôpital, est la seule qui ne
puisse absolument pas être rompue. Il
est aussi très à desirer que la thérapeutique & la matiere médicale aillent
ensemble, & que le même professeur
enseigne toute la chirurgie; mais toutes les autres réunions ne sont pas
aussi essentielles; & quoique la physiologie tienne à la pathologie, puisqu'il n'y a rien de plus naturel que
d'indiquer les dérangemens des fonctions, après en avoir fait connoitre
le méchanisme; elle tient aussi à l'a-
natomie, & pourroit très-bien lui être
réunie, comme elle l'est dans beaucoup d'universités. Si l'on suivoit ce
dernier arrangement, on pourroit
donner au professeur de pathologie,
l'hygiene & la médecine civile; &
l'enseignement de la médecine criminelle & de l'histoire de la médecine se

donneroit à ceux qui y auroient le plus d'aptitude, & qui ne seroient pas déja trop chargés.

En général, l'anatomie, la botanique, la chymie, la physiologie, les opérations de chirurgie, & la pratique, ne peuvent être enseignées que par des hommes qui s'y sont voués : on peut être très-bon médecin, sans cependant pouvoir s'en charger; mais tout médecin éclairé, & qui a du génie, peut aisément se charger des autres parties, & les enseigner bientôt avec succès. Ainsi, leur enseignement ne peut jamais souffrir de difficulté.

Un professeur habile, & il n'en faudroit pas d'autres, ne doit point être gêné dans la méthode qu'il veut suivre; mais cela n'empêche pas que le plan des études ne puisse présenter pour chaque partie celui qui a paru le meilleur à ceux qui l'ont rédigé; c'est aux profeſſeurs à y apporter les changemens qu'ils jugent convenables, je dirois preſque à l'adapter à leur perſonnel, avec cette réſerve cependant, que le profeſſeur qui voudroit faire des changemens fort conſidérables, ſeroit tenu d'expoſer ſon plan à l'aſſemblée des profeſſeurs, de leur expoſer ſes raiſons, & de l'abandonner, ſi la majorité le déſapprouvoit.

Dans pluſieurs univerſités d'Italie, le profeſſeur d'anatomie n'eſt chargé d'enſeigner que l'oſtéologie & l'anatomie des viſceres; dans preſque toutes, on n'enſeigne qu'une des autres parties par hiver; une année, la myologie; une autre, l'angiologie; une troiſieme, la névrologie, &c. Il n'y a perſonne qui ne juge d'abord combien cette méthode eſt défectueuſe; il n'y en a qu'une bonne, c'eſt de donner un cours complet toutes les années, & cela eſt très-poſfible, puifque cela fe fait par - tout ailleurs qu'en Italie, & fe fait très - bien dans l'efpace de fix ou fept mois. J'ai vu démontrer très - exactement, très-nettement & fans précipitation, dans ce terme, tout ce qui fe trouve dans l'expofition anatomique de M. WINSLOW, que les démonftrateurs fuivoient pas à pas. Depuis WINSLOW, quelques parties de l'anatomie, fur - tout la névrologie, ont gagné; on a réformé quelques légeres erreurs fur les vaiffeaux; mais fon ouvrage n'en eft pas moins un des meilleurs guides pour les jeunes gens, & le profeffeur peut fuppléer à ce qui lui manque, ou, s'il le préfere, fuivre l'excellent ouvrage de M. SABATHIER, puifque c'eft en anatomie, je crois, qu'il eft le plus néceffaire d'indiquer un compend. Les jeunes gens qui fentent qu'il n'y a rien d'inutile dans cette fcience, & qui veulent tout connoître, tout voir, doivent abfolument diſſéquer eux-mêmes, & avoir ſoin en même tems de noter ſur leur exemplaire toutes les variétés un peu marquées qu'ils rencontrent.

Quant à l'ordre que l'on doit ſuivre, il eſt très-ſimple, au moins quant aux parties par leſquelles on doit commencer, qui ſont, ſans aucun doute, l'oſtéologie féche, que l'on doit démontrer de bonne heure, en automne avant les froids, & qu'il eſt néceſſaire de très-bien faire ; puis la fraîche, & enſuite les autres parties.

On doit néceſſairement diſſéquer toutes les années un cadavre de femme ; & l'on doit auſſi chercher à diſſéquer quelqu'enfant mort en naiſſant, ou très-peu de tems après ſa naiſſance, avant que les différences caractériſtiques entre l'enfant & l'adulte ſoient effacées. Il eſt impoſſible, ſans la connoiſſance

de l'anatomie des femmes & des enfans,
de se faire une idée juste de leurs maladies.

Il y a des parties de l'anatomie qui
ne s'enseignent point généralement, &
qui doivent s'enseigner : ce sont, 1°. l'art
même de disséquer ; non pas dans toute
son étendue, mais assez pour qu'un médecin praticien puisse faire ouvrir un
cadavre, de façon à bien voir tout ce
que l'on cherche, & sans endommager
les parties qu'il veut examiner. 2°. Il est
aussi de la plus grande importance, &
pour la médecine pratique, & pour la
médecine du barreau, que l'on s'accou-
tume à juger de la correspondance qu'il
y a entre les parties externes & les internes les plus essentielles, les visceres
& les gros troncs des vaisseaux, & même
des nerfs ; sans cela, les lésions externes
ne font point juger de la cause du mal ;
& cette connoissance qui manque mal-

heureusement à beaucoup de médecins,
doit être le sujet d'une ou deux leçons.
3°. L'art d'injecter. 4°. Celui de macé-
rer; & quand il regne cette harmonie
entre les professeurs, sans laquelle il est
impossible que l'enseignement ait] un
plein succès, souvent le professeur de
pathologie & celui de médecine criminelle peuvent avoir recours à celui d'a-
natomie, pour le prier de présenter aux
étudians, sur le cadavre, des positions
qui répandent un très-grand jour sur
quelques articles de ces deux parties.
5°. Il me paroît aussi très-nécessaire
que le professeur d'anatomie fasse un
petit cours d'anatomie comparée, non
point pour faire connoître les différences minutieuses dans les squelettes &
dans les muscles, mais simplement les
différences dans les parties essentielles,
qui sont les visceres de la tète, de la
poitrine, & du bas-ventre, entre l'hom-

me, les différens quadrupedes, les oi-
feaux & les poiffons; ce qui fe réduit à
bien peu de chofes, une partie feulement de ce que l'on trouve dans la
derniere édition de l'ouvrage de M.
MONRO; & huit leçons fuffiront, je
crois, pour remplir cet objet, qui ré-
pand beaucoup de jour fur la phyfiologie. Il eft auffi néceffaire qu'il ne re-
fufe pas des directions aux jeunes gens
qui veulent faire des expériences fur
les animaux vivans, s'ils lui en demandent; puifqu'il faut qu'ils foient libres
de n'en point demander, ou d'en demander à d'autres; & il doit fe prèter à
leur accorder l'ufage de l'amphithéatre,
quand cela n'a point de difficultés.

L'enfeignement de l'anatomie fup-
pofe non-feulement un habile profeffeur & affez de cadavres; puifqu'il n'y
a rien de fi rebutant que de travailler
fur des cadavres pourris, qui d'ailleurs

ne donnent plus une idée exacte des parties : mais il faut un amphithéatre d'une conftruction avantageufe ; je n'en connois point de fupérieur à celui de Padoue, bâti par FRAPAOLO ; & un très-bon profecteur, qui doit être lui-même, finon un très-grand anatomifte, au moins un anatomifte très-exact & très-foigneux. Si les parties ne font pas préfentées dans leur vraie fituation, puis bien détachées de tout ce qui les entoure, afin qu'on puiffe les voir d'abord avec ces alentours, & enfuite feules, on ne s'en fait aucune idée jufte ; & tout cela dépend de l'adreffe du profecteur. Le profeffeur doit fans doute difféquer très-bien lui-même, doit même fouvent mettre la main à l'œuvre, fe réferver quelquefois des parties difficiles, & dire au profecteur de quelle façon il veut que quelques autres foient arrangées ; mais il ne peut pas être chargé des diffections ; & le profecteur doit être abfolument à fes ordres, non-feulement pour faire ce qu'il lui demande, mais auffi pour ne rien faire, quand il ne le veut pas ; parce que quand il y a des jeunes gens de mérite qui veulent fe diftinguer & difféquer eux-mêmes, le profeffeur doit fe faire un plaifir de les aider : & alors il charge le profecteur de les laiffer difféquer & de les diriger.

Tout eft perdu dans un établiffement d'éducation, fi l'on n'admet pas pour principe que tout eft fubordonné au plus grand bien des étudians, & que chacun doit y concourir dans fa partie. Il ne faut pas non plus que le profecteur ne veuille être employé que dans le tems des leçons ; dans tous les tems de l'année, il peut fe préfenter des circonftances qui offrent des pieces rares à préparer, pour lefquelles fon travail eſt néceſſaire , telles que des animaux rares à anatomiſer , leurs ſquelettes à préparer , &c. Quant à ſes fonctions publiques , elles ne doivent être que de montrer tous les détails des parties que le profeſſeur décrit.

Dans quelques endroits , le profecteur fait un diſcours , & le profeſſeur un autre : c'eſt un abus, un vrai tems perdu , & doublement perdu , parce que chacun étant preſſé , s'en tient aux généralités que l'on entend deux fois, & ſaute les détails que l'on n'entend point ; ou quelquefois le profeſſeur, pour éviter cette répétition , fait une leçon plus de phyſiologie que d'anatomie , mais leçon très - légere auſſi , & par-là même peu utile. La ſeule phyſiologie qui convienne dans le cours d'anatomie , c'eſt l'uſage des parties dont on ne peut pas aiſément comprendre l'action, ſi elles ne ſont pas fous les yeux ; tels que l'ufage des os , & celui de chaque ordre de mufcle ; & ici l'on n'a prefque qu'à fuivre M. WINSLOW , qui a fingulierement bien indiqué l'action de chaque mufcle , & la façon dont plufieurs concourent au même effet. Mais tout ce qui fort de ces ufages qui font fondés fur la pofition des parties, & ne fe comprennent bien que quand on les voit, n'eft plus du reffort de la chaire d'anatomie , & rentre dans celle de phyfiologie. Une autre attention du profeffeur, c'eft de donner une hiftoire abrégée des découvertes , quand il parle de parties dont la découverte offroit des difficultés, & a fait un nom à fon auteur. Je fais bien que cela doit fe retrouver dans l'hiftoire de la médecine ; mais en liant l'hiftorique d'une partie à fa defcription même , il eft à préfumer qu'il s'imprimera mieux : d'ailleurs, le tems que cela prendra, n'ira pas à deux heures par an. Il eſt auſſi néceſſaire que le profeſſeur, & cela eſt vrai de tous les autres, indique les meilleurs auteurs ſur chaque matiere. Cette indication ſera inutile au neuf dixieme de ſes auditeurs, qui ne liront rien ; mais elle eſt bien courte : d'ailleurs, l'inſtruction doit être à la portée de tous, par la ſimplicité de l'expoſition, mais elle ne doit pas ſupprimer des connoiſſances utiles & agréables, parce qu'elles ſont au-delà de l'indiſpenſable néceſſaire, auquel le plus grand nombre ſe borne.

Si l'on n'a pas un cours particulier d'anatomie pour les étudians en chirurgie, ce cours doit être en langue vulgaire, puiſqu'il eſt néceſſaire qu'ils l'étudient très-bien.

Ce n'eſt qu'après un excellent cours d'anatomie, que l'on peut ſuivre utilement celui de phyſiologie, qui eſt de la plus grande importance, puisque, s'il n'est pas très-bien fait, tout le reste des études en souffre.

Mais, avant que de continuer à entrer dans des détails, je demanderai ici, si les professeurs doivent dicter des compends ? La réponse a été faite, & très-bien faite par M. le Baron de STORCK, dans le plan de l'université de Vienne; il les rejette absolument, & avec bien de la raison. Il n'y a pas d'usage plus commode pour les professeurs, & plus pernicieux pour les jeunes gens ; la dictature prend la moitié au moins de la leçon, & la seconde moitié s'employe à répéter ce qu'on vient de dicter : ainsi, c'est la moitié du tems perdu ; & d'ailleurs, le professeur qui a fait une fois son compend, ne fait sa leçon que de tête ; elle n'est point travaillée ; & fort peu de gens peuvent très-bien dire de tête : l'étudiant qui a fon compend fe repofe auffi fur cet oreiller; il en aura tout ce qui lui en faut pour fes examens, & c'eft le *non plus ultrà* de l'ambition des trois quarts. Auffi, ils ne favent rien de plus ; & qu'eft-ce que l'on fait, quand on ne fait qu'un compend manufcrit? D'ailleurs, à quoi bon en dicter, il y en a tant ?

Si cependant le profeffeur en veut abfolument un, & un qui lui appartienne, il faut au moins qu'il le faffe imprimer : ce qui l'oblige à le travailler davantage, épargne aux étudians ennui & perte de tems en le copiant, & prévient les fautes dont ils font fouvent remplis.

Je crois que pour faire de très-bonnes leçons, il faut les écrire & les lire ; & quand on lit pofément, nettement, fans lenteur cependant, l'attention des auditeurs eft fixée : ils font eux-mèmes

le compend , ou à la leçon , ou immé-
diatement après en être fortis ; & c'eſt
alors qu'ils s'impriment ce qu'ils ont
entendu. Les plus diligents écrivent
même dans l'auditoire , non-ſeulement
les chefs , mais preſque toute la leçon ;
les autres viennent à les imiter : & j'ai
vu plus des trois quarts des auditeurs
écrire preſque tout ce que j'avois dit.
Le lendemain , j'employois les quatre
ou cinq premieres minutes de la leçon ,
à rappeller les principaux chefs de la
précédente ; & ſi quelqu'un leur avoit
échappé , ils le rétabliſſoient ſur leur
cayer.

S'il y a une exception à faire pour
quelque partie , c'eſt pour l'hiſtoire de
la médecine , dont on peut dicter les
principaux noms , les faits les plus eſſen-
tiels & les principales dates ; mais il eſt
certain que pour toutes les autres parties , le tems employé à dicter un com-

pend, pourroit être employé beaucoup plus utilement, puifqu'il n'y en a aucune pour laquelle on n'en ait de très-bons, qui fervent aux jeunes gens à fixer leurs idées principales ; & fans s'aftreindre à en fuivre exactement aucun, un profeffeur peut indiquer celui qu'il croit le meilleur, & dont la méthode & les principes fe rapprochent le plus des fiens : il y a des parties pour lefquelles ce choix feroit plus facile que pour d'autres ; & pour la phyfiologie, par exemple, on n'a à choifir qu'entre un petit nombre, mais tous excellens, HALLER, CALDANI, ALBIN, & très-peu d'autres ; & ce que l'on connoît fur cette importante partie, a été réuni avec tant de foin par M. HALLER, & enfuite, dans un goût différent, par M. MAHRER, que, quoique ce foit une des parties les plus difficiles, c'eft une de celles fur lefquelles un profeſſeur peut écrire ſon cours avec le moins de travail. Si j'a-vois à l'enſeigner, je ſuivrois l'ordre de M. HALLER, qui, à tout prendre, me paroît le meilleur, puiſqu'il eſt plus naturel d'examiner d'abord quels ſont les principaux reſſorts de la machine, que de commencer par s'occuper des moyens par leſquels elle ſe répare. Son grand ouvrage eſt un magaſin admira-blement bien rangé, dans lequel on trouve tout ce qui a été écrit ſur cette ſcience, juſques à l'époque de ſon im-preſſion, il y a vingt-cinq ans; mais il faudroit en retrancher les détails ana-tomiques trop étendus, l'hiſtoire d'une multitude d'opinions d'auteurs obſcurs qu'il eſt inutile de connoître; les dé-tails de beaucoup de controverſes; trop d'exemples quelquefois pour prouver une vérité : il faudroit développer un peu plus quelques opinions, faire de

légers changemens à d'autres ; on trouveroit à ces deux égards des choses
très-utiles dans M. MAHRER ; & ajouter tout ce que cette science a acquis
depuis la publication de ce superbe
ouvrage, dans la premiere édition duquel on ne trouve rien sur les nouveaux airs, qui étoient inconnus ; &
ce qu'on en dit dans la seconde est
trop court & très-obscur : enfin, il faudroit réformer presque tout ce qui tient
à la chymie, & ajouter les belles observations de M. SPALLANZANI sur les
reproductions animales, & le suc gas-
trique.

En formant les leçons sur ce plan,
& en employant un style plus aisé, on
pourroit se flatter de présenter aux jeunes gens le cours de physiologie le plus
complet : il seroit bien moins long que
la grande physiologie, plus simple,
plus agréable, plus riche même, &

dépouillé de quelques erreurs qui y étoient reftées. J'avois effayé ce travail fur les deux premieres fections du premier livre ; je les envoyai à M. HALLER, en le priant de juger cette méthode, & de la fuivre pour la feconde édition, s'il trouvoit qu'elle pût remplir ce que j'en efpérois. Il s'y étoit déterminé ; mais à l'époque où il commença à s'occuper de cette feconde édition, déja fort affoibli par de longs maux, il trouva ce travail beaucoup trop pénible, & m'écrivit qu'il fentoit que fes forces n'y fuffiroient pas. L'effai que j'avois fait m'affure que ce cours pourroit très-aifément fe faire dans une année académique ; & ce feroit fans doute le plus beau cours qu'il pût y avoir en fciences phyfiques.

Un article important, qui appartient évidemment à la phyfiologie, quoiqu'il ait été trop généralement négligé, &

que l'on ne trouve fur cette matiere que quelques idées éparfes çà & là, fans un véritable enfemble, c'eft l'hiftoire des changemens effentiels qui furviennent en différens tems dans l'organifation & dans les fonctions de l'homme, comme, fans doute, dans celles de tous les animaux : ces changemens font non-feulement une très-belle partie de la phyfiologie, une de celles qui jette le plus de jour fur le vrai mécanifme de l'homme & des animaux ; mais, en même tems, leur connoiffance eft très-utile au praticien, puifque ces développemens font fouvent accompagnés de fymptômes maladifs, qu'il eft très-important de rapporter à leur véritable caufe, qui malheureufement a été jufques à préfent trop fouvent méconnue.

Je fais que la compofition de cours, tels que je les propofe, exige du travail de la part des profeſſeurs ; mais enfin, c'eſt l'œuvre de leur vocation : & d'ailleurs, quand ils ſont une fois compoſés, les légeres additions qu'ils devront y faire annuellement, à meſure qu'il ſe fera de nouvelles découvertes, ou qu'ils viendront à connoître d'anciennes ſources qui leur avoient échappé, ou qu'ils développeront mieux leurs propres idées, ſont bien peu conſidérables ; ainſi, dans les premieres années, ils font le travail de leur vie ; & c'eſt une bien mauvaiſe méthode, que celſ qui eſt établie dans quelques endroits, qu'un profeſſeur paſſe d'une chaire à une autre.

Si un profeſſeur veut ſe choiſir un auteur qu'il ſuive pas à pas, il en eſt maître ſans doute. On le preſcrit à Vienne ; on y preſcrit même les compends que l'on doit ſuivre, mais ſans aſtreindre cependant à ne point s'écarter

ter

ter de son ordre & de sa doctrine ; parce, dit-on fort bien , " que la mé-
" decine est une science libre , dans
" laquelle personne ne doit être astreint
" à suivre les opinions des autres ;
" mais chacun doit enseigner ce qu'il
" croit le plus vrai, quoique ce ne soit
" pas l'opinion de l'auteur qu'il suit " ;
& M. STORCK dit cela à propos des *Institutions* même de BOERHAAVE , que l'on avoit choisi, *parce que personne jusques ici n'a réuni autant de choses dans aussi peu de mots & dans un ordre aussi clair.* Mais en suivant ce plan , je ne voudrois pas qu'il fût permis de commenter chaque paragraphe l'un après l'autre : c'est une très-mauvaise méthode ; & pour s'en convaincre, il n'y a qu'à examiner sans prévention les leçons de M. BOERHAAVE sur ses instituts & ses aphorismes ; les commentaires de M. VAN

SWIETEN fur ce dernier ouvrage ; ceux de M. HAEN fur la pathologie ; je fuis perfuadé qu'il n'y aura perfonne qui ne convienne que les mêmes vérités qui s'y trouvent, auroient été moins volumineufes, plus agréables, plus fimples & plus inftructives, fi on les eût préfentées dans des differtations fuivies.

La connoiffance de la chymie eft indifpenfablement néceffaire au médecin ; ainfi, c'eft une de celles dans laquelle les jeunes gens doivent être inftruits avec foin. Si feu M. MACKER avoit eu le tems de travailler à une nouvelle édition de fes *Elémens de Chymie théorique & pratique*, comme il me l'avoit fait efpérer, on auroit eu un excellent compend pour l'étude de cette fcience. M. de FOURCROY qui lui a fuccédé, en a publié un très-bon auffi, mais il eft un peu étendu fur des fujets qui

ne font pas ceux qui intéreffent le
plus les médecins, & pas affez fur ceux
qui les intéreffent davantage, & dont
il a réfervé le développement pour un
ouvrage qu'il leur deftine plus particulierement, & dans lequel je fuis
perfuadé que l'on trouvera beaucoup de
chofes neuves & utiles. C'eft à ce choix
des matieres les plus intéreffantes pour
les auditeurs, que le profeffeur de chymie, comme tous les autres, doit faire
la plus grande attention. Le but de ce
dernier doit être de donner les principes généraux dans le plus grand détail, & de faire toutes les opérations
néceffaires pour les faire bien faifir;
mais quand il entre dans l'examen des
corps des trois regnes, il doit faire
connoître avec plus de détail tout ce
que l'on a de bonnes analyfes des parties animales, infifter fur les préparations des médicamens d'ufage, plus

que fur celles qui font étrangeres à la médecine , faire connoître les plus exactes , celles fur-tout qui peuvent donner des réfultats toujours les mêmes ; il doit indiquer tous les moyens de connoître les fophiftications des remedes chymiques , enfeigner à analy-fer , autant que cela eft poffible , les remedes inconnus , & à faire des analyfes exactes des eaux minérales, dont le traité-pratique appartient au profeffeur de matiere médicale. Il doit auffi donner les principes de pharmacie , qu'il eft fi néceffaire qu'un médecin connoiffe. Mais il y a un écueil qu'il doit éviter , auffi bien que le profeffeur en botanique , c'eft de traiter des vertus des médicamens qu'ils apprennent à connoître & même à compofer , & c'eft un écueil contre lequel on échoue fréquemment : il y a des univerfités où l'on a deux ou trois cours de matiere médicale , & prefque point de chymie & de botanique. M. MACQUER a bien fenti combien cela étoit ridicule, & a fu ne pas fortir de fa matiere. En général, pour qu'un enfemble d'en-.feignement aille bien , il faut que tous ceux qui s'en mèlent, foient liés, mais il ne faut pas, autant que cela eft poffible, que deux mettent la main à la même œuvre; c'eft bien affez des différences que les jeunes gens trouveront dans les opinions des différens auteurs qu'ils liront après leurs études finies, fans en trouver encore dans celles de leurs profeffeurs.

On doit chercher à avoir dans chaque partie quelqu'un dont la jufteffe des principes foit connue ; ce font ces principes que les jeunes gens doivent faifir, & qui leur ferviront dans la fuite à apprécier les différens auteurs qu'ils liront. Si dans le tems même de leurs études, ils s'accoutument à cette fluctuation d'opinions, on ne peut pas espérer qu'ils ayent jamais de principes fixes fur rien, & l'on peut dire que leur pratique eft perdue; malheureufement il s'agit de la vie des hommes; on n'y fait pas affez d'attention; & dans un tems où l'on s'occupe fi fort de population, où l'on a fi bien fenti qu'elle eft la bafe de la force & de la richeffe des Etats, il eft bien étonnant que l'on ne s'occupe pas avec plus de foin de l'inftruction des hommes, dont les lumieres ou l'ignorance ont une fi grande influence fur cette population : il y a telle épidémie fâcheufe, dans laquelle le médecin éclairé ne perd pas une dixieme partie de fes malades, pendant qu'en d'autres mains, de dix il en meurt neuf.

Je dirai du profeffeur en chymie ce que j'ai dit de celui d'anatomie; il doit se faire un plaisir d'aider de ses conseils ceux qui veulent se distinguer dans cette partie, & de les faire travailler avec son démonstrateur qui, comme le prosecteur, ne doit être qu'un instrument, mais un instrument excellent ; & pour le devenir, il faut du talent. Ainsi, je suis fort éloigné de penser qu'il ne faut dans ces postes que des hommes médiocres, j'y veux de très-bons sujets, mais qui sachent sentir qu'ils ne sont là pour le moment que comme des aides subalternes, mais des aides qui, placés dans la position la plus heureuse pour étendre leurs connoissances, seront au bout de quelques années très-en état d'être en chef ailleurs. Le prosecteur peut être ou un jeune médecin, ou un jeune chirurgien, mais le démonstrateur en chymie doit être un apothicaire, ou un garçon apothicaire très-instruit, parce qu'il y a, fur-tout dans la pharmacie, plufieurs manipulations qui doivent être démontrées par un homme très-habitué à les faire : ici le profeffeur devra très-fouvent fe borner à indiquer l'opération & à en donner les principes, mais il en remettra l'expofition au démonftrateur qui décrit & opere en même tems.

Il en eft du profeffeur de botanique comme de celui de chymie : c'eft fur-tout fur les principes & fur les plantes ufuelles, qu'il doit infifter : on peut même dire que, grace au bon ordre dans lequel on tient aujourd'hui la plupart des jardins, & fur-tout aux étiquettes mifes à chaque plante, fa principale tâche eft réellement de développer les principes de cette fcience ; & fous ce nom de principes, j'entends une anatomie auffi exacte qu'on peut l'avoir aujourd'hui, les principes de la

végétation , l'hiſtoire des développemens , l'analogie avec les animaux, l'influence de l'air, des ſols, de l'agriculture , les principes même de celle-ci ,
tels à peu près que les ont donné MM.
VALLERIUS , HOME , FORDYCE , PER-
CIVAL , WILSON ; enſuite l'hiſtoire , les
principes , les avantages des différentes
méthodes , & ſur-tout les moyens de
ſe ſervir de celle de M. LINNÆUS , qui
eſt aujourd'hui la plus générale & celle
dont il ſe ſert lui-même.

Je crois indiſpenſablement néceſſaire
qu'il préſente des plantes inconnues aux
jeunes gens , & qu'à l'aide des principes qu'il leur a donné , il exige qu'ils
en trouvent le nom ; qu'il les aide, s'ils
ne réuſſiſſent pas ; qu'il leur développe
l'uſage des méthodes , puiſque , ſans
cette facilité , à reconnoître les plantes
par les méthodes, la première plante
que l'on trouvera hors du jardin, reſ-

tera abfolument inconnue : il faut favoir connoître les lettres & lire les dictionnaires, pour trouver les mots que l'on cherche.

Les vertus médicinales des plantes ne font pas du reffort de la chaire de botanique, ainfi le profeffeur ne doit point s'en occuper ; mais il peut rendre fes leçons véritablement utiles, en indiquant celles qu'elles ont dans l'économie & les arts, & les phénomenes finguliers qu'offre un grand nombre ; & ce qui eft abfolument néceffaire, c'eft qu'il démontre les plantes en place, comme on le fait dans tant de jardins : quand on les démontre arrachées, elles font d'abord affez changées, pour qu'après en avoir examiné une dans l'amphithéatre, on put fort bien ne pas la reconnoître dans le jardin. Il eft auffi très-important que l'on faffe plufieurs courfes botaniques à la campagne, elles font ordonnées par-tout, mais on en fait trop peu, & il y a fouvent une fi grande différence entre les plantes dans le jardin & dans les champs, qu'on peut les connoître très-bien dans un de ces endroits, & avoir de la peine à les reconnoître dans l'autre.

M. BOERHAAVE a préfenté un compend exact, mais trop concis de la pathologie ; M. GAUBIUS en a donné un plus développé, & qui eft excellent, auffi bien que celui de M. CALDANI. Un profeffeur qui voudroit fuivre leur marche, trouveroit dans les commentaires de M. DE HAEN, fur celle de M. BOERHAAVE, d'excellentes chofes ; mais ce plan a un inconvénient, il offre quelques articles qui ne font pas fort utiles, & beaucoup d'autres qui doivent néceffairement fe retrouver dans les leçons d'hygiene, de chirurgie & de pratique ; & fi j'avois

à enfeigner la pathologie, en confeil-
lant fortement à tous les étudians de
lire & de relire l'ouvrage de M. GAU-
BIUS, je fuivrois la méthode de M.
GREGORY qui, après l'expofition phy-
fiologique des fonctions, indique tous
les dérangemens dont elles font fufceptibles; c'eft là fûrement la pathologie
la plus utile, celle que l'on faifit le
mieux; & je finirois ce cours par quelques chapitres fur les généralités qui,
dans l'ordre ordinaire, font très-diffi-
ciles pour les jeunes gens, & qui,
dans celui-ci deviendroient très-aifées.
Mais, pour fuivre cette méthode, il
faut, comme on l'a vu, charger de la
pathologie le profeffeur en phyfiologie,
qui, après chaque chapitre de phyfiologie, traiteroit des maladies qui atta-
quent cette partie. Je fuis perfuadé
que cette méthode auroit les plus grands
avantages dans la pratique, parce que

le médecin en voyant une maladie, feroit bien plus habitué à se rendre compte de ses causes, qu'il ne l'est, quand ayant appris la physiologie d'un côté, & la pathologie de l'autre, il a à peine apperçu le nexe qu'il y a entre l'une & l'autre. J'ai si peu de doute sur les avantages de ce plan, que je crois que s'il y en a un dont on ne dut pas permettre de se départir, c'est celui-ci ; à moins qu'il n'y eut des obstacles insurmontables chez le professeur en physiologie, puis qu'enfin l'enseignement ne peut point se forcer ; mais il me paroît si naturel, si simple, il facilite si fort l'enseignement, & est si propre à inculquer mieux les matieres, que je doute qu'aucun professeur s'y refuse ; & M. GREGORY a fort bien remarqué que souvent il est très-difficile, quelquefois impossible, de séparer ces deux parties. Si alors le même profeſſeur réuniſſoit l'anatomie, ſa tâche feroit très-forte fans doute, mais cependant elle n'excéderoit fûrement pas celle du profeſſeur de pratique.

L'hygiene ne s'enſeigne point aſſez dans les univerſités, on n'en ſent même pas aſſez l'importance. C'eſt en Angleterre que l'on a écrit les meilleurs compends ſur cette matiere, mais les meilleurs ſont encore fort éloignés d'ètre complets; il faut ſuivre l'homme dans l'un & l'autre ſexe, dans tous les âges, dans tous les états, dans tous les climats; il y a un régime qui eſt le plus parfait dans ces différentes circonſtances, & dont il n'eſt pas douteux que l'obſervance exacte contribueroit infiniment à donner une ſanté plus forte, à prévenir les maladies, à prolonger la vie; & c'eſt un objet aſſez eſſentiel pour mériter plus de ſoin; il reſteroit ici bien des obſervations & des expériences à faire ; & si le professeur déterminoit à cela ceux de ses étudians qui y seroient les plus propres, il en résulteroit des découvertes véritablement utiles ; c'est un champ presqu'entiérement neuf. De toutes les branches de la médecine, l'hygiene est celle dont les anciens s'étoient occupés avec le plus de soin & de succès, & celle à laquelle les modernes ont le moins ajouté ; aujourd'hui encore l'ouvrage de GALIEN *de sanitate tuenda*, & ses autres ouvrages relatifs à cette partie, sont des meilleurs que je connoisse, & il seroit à souhaiter qu'on les imprimât séparément, afin qu'ils fussent plus lus.

Un article que le professeur d'hygiene ne doit pas omettre, & que l'excellent ouvrage de M. FALCONNER rend bien aisé, c'est l'influence des climats sur les facultés & leurs déve loppemens, fur les mœurs, fur les ufages. Les obfervations fur cette matiere font fans contredit du reffort de la médecine plus que d'aucune autre fcience; ainfi, les médecins doivent en puifer les principes dans les leçons, pendant leur féjour à l'univerfité.

La médecine civile n'eft que l'application des régles de l'hygiene aux circonftances de plufieurs particuliers réunis; c'eft l'hygiene du public; elle s'occupe de procurer tous les moyens de conferver fa fanté, & fur-tout d'éloigner toutes les caufes qui pourroient la détruire; elle doit renfermer le traité *de cœlo*, *aquis & locis*, déja fi bien fait par Hippocrates, & traiter auffi des établiffemens de médecins, de chirurgiens, d'apothicaires, de fages-femmes, de gardes-malades, d'hôpitaux; on doit encore traiter dans cette partie de l'hygiene des états qui ont un mode d'exiſtence particulier, le militaire de terre & la marine : mais, comme cette derniere partie n'eſt proprement nécef-faire qu'à un petit nombre de médecins, il ne faut point entrer dans les mêmes détails que ſur les parties dont la con-noiſſance eſt utile à tous. Ceux qui ſe voueront aux flottes & aux armées ſau-ront bien faire l'application de ces prin-cipes généraux aux circonſtances parti-culieres de ces deux états.

On voit que cette partie n'eſt propre-ment point une ſcience à part, puiſ-qu'elle n'eſt preſque que l'application des principes de l'hygiene ; mais cepen-dant il faut que les médecins étudient cette application, qu'on leur en faſſe un objet de devoir, afin que chacun y donne ſon attention dans les lieux qu'il habite, & tourne celle des magiſ-trats ſur ces mêmes objets preſque par tout trop négligés. On n'en ſeroit pas à voir encore dans tant d'endroits les cimetieres dans les villes, fi par-tout les voix des médecins réunies, s'étoient élevées contre cet abus que quelques voix perdues qui crioient dans le défert, ne pouvoient pas déraciner, quoiqu'il ait été blâmé dans tous les tems, reprouvé par M. BOERHAAVE, & fur lequel M. COSCHWITZ, profeffeur à Halle, avoit déja dit, il y a cinquante-fix ans, prefque tout ce que l'on en a dit de mieux depuis quatorze ou quinze ans.

C'eft le profeffeur de médecine civile qui doit donner les principes néceffaires fur le rapport entre le nombre des morts & celui des habitants dans les différens endroits, puifque les obfervations fur cet objet font un des moyens les plus fûrs de découvrir ce qui contribue à la plus ou moins longue vie, & fur la probabilité de la vie pour les

différens âges, &c. Un autre article
très-important aussi, & de son ressort,
ce sont des instructions sur le caractere, & les devoirs, tant moraux que
physiques du médecin. On a quelques
ouvrages sur cet objet, mais je ne sache
pas qu'il ait été nulle part un objet
d'enseignement, excepté à Edimbourg.
M. GREGORY le pere, dont le caractere & l'amabilité alloient de pair avec
la supériorité de ses talens & l'étendue
de ses connoissances, en fit la matiere
de six leçons, qui furent si goûtées,
qu'un de ses éleves les fit d'abord imprimer telles qu'il les avoit recueillies;
mais cette édition se trouva si tron-
quée, si fautive, si erronée, que M.
GREGORY se détermina à les publier
telles qu'elles étoient (c); & c'est un
excellent ouvrage : il y a aussi de bon-

(c) *Lectures on the duties and qualifica-
tions, of a Physician*, Lond. 1772.

nes choses dans un autre petit ouvrage qui parut en même tems *(d)*.

La médecine légale est une autre partie bien essentielle, quoiqu'elle n'existe presque que depuis deux cent ans. Ce fut proprement la constitution Caroline qui lui donna naissance ; mais cependant c'est FORTUNATUS FIDELIS, médecin Sicilien, & ZACCHIAS, médecin Romain, qui les prémiers, en ont parfaitement bien traité, ainsi que de la médecine civile, dont personne avant eux n'avoit traité *ex professo*. Depuis eux, la médecine criminelle n'a été cultivée avec soin qu'en Allemagne, & ne s'enseigne ni en Angleterre, ni en France, ni en Italie. Mais cette négligence ne doit point être imitée dans une université à laquelle on voudroit donner la plus grande utilité possible, & l'on

(d) Observations on the character and conduct of a Physician, &c. Lond. 1772.

a de si bons secours sur cette partie,
dont il faudroit éloigner quelques dis-
cussions puériles, & d'autres qui ne
sont qu'indécentes, que de très-bonnes
leçons ne pourroient être difficiles
pour aucun des professeurs, quoique
celui d'anatomie, comme je l'ai déja
dit, soit celui avec la chaire duquel
elle paroît devoir s'allier ; elle iroit
aussi très-bien avec les instituts de chirurgie.

Quant à la thérapeutique & à la matiere médicale, leur nexe, je le répete,
est si étroit qu'on ne peut pas les séparer, sans nuire à l'enseignement ; & si
l'on veut rendre ces deux traités véritablement utiles, je crois qu'il n'y a
qu'une bonne méthode, c'est de n'en
faire qu'un seul cours, & qu'après
avoir traité d'une classe de remedes,
de ses indications, de ses effets, on
traite des différens remedes particuliers

qui appartiennent à cette claſſe. Ainſi, après avoir expoſé tout ce qui regarde la doctrine des émétiques en général, on traitera de tous les émétiques en particulier, en évitant ici de traiter du manuel des préparations, qui a été décrit par le profeſſeur en chymie ; il en ſera de même pour les purgatifs, les diurétiques, &c. Par cette réunion, on rend cette doctrine beaucoup plus claire, beaucoup plus méthodique, par-là même beaucoup plus facile, & en évitant les répétitions de doctrine thérapeutique dont il eſt impoſſible de ſe paſſer, ſi l'on traite la matiere médicale ſeule, on gagne un tems précieux. Il eſt néceſſaire que le profeſſeur faſſe connoître combien cette partie eſt ſupérieure de nos jours à ce qu'elle étoit chez les anciens ; il doit auſſi inſiſter ſur la néceſſité de ſe borner dans le nombre des remedes de chaque claſſe, & de ſe

fixer à n'employer que ceux qui ont
véritablement une action décidée &
utile ; & après avoir déterminé ceux
que l'on doit conserver , il doit faire
connoître quelles sont les circonstances
dans lesquelles on doit préférer l'un à
l'autre.

La méthode de subordonner la matiere médicale à l'ordre d'un jardin botanique, est vicieuse ; elle ne seroit tolé-
rable que dans le cas où l'ordre seroit
celui des familles , puisqu'en général
toutes les plantes d'une famille ont des
vertus assez analogues ; mais dans l'ordre que l'on suit actuellement , on
trouve dans la même classe, des plantes qui ont des vertus très-différentes ;
& avec un livre de matiere médicale ,
rangé sur ce plan, en main , un médecin qui n'est pas botaniste, ne sait
où aller chercher l'histoire de la plante
qu'il voudroit connoître ; c'est la réu-

nion des chaires de botanique & de matiere médicale, qui a introduit cette méthode ; M. BOERHAAVE lui-même la fuivoit, mais elle n'en a pas moins des inconvéniens réels ; & fi M. MURRAY à qui l'on doit un excellent ouvrage fur la matiere médicale des plantes, avoit fuivi l'ordre thérapeutique, au lieu de l'ordre botanique, fon ouvrage en feroit & plus commode & fûrement plus utile pour les jeunes gens.

On n'avoit eu jufques à préfent aucun bon ouvrage complet fur la thérapeutique qui eft cependant une partie très-importante ; mais celui de M. GREGORY ne laiffe plus rien à défirer, & fera un excellent guide pour le profeffeur, & un excellent manuel pour les éleves. Il eft très-important que ce cours foit fait avec beaucoup de foin, & qu'en matiere médicale, le profeffeur foit un critique févere & un juge éclairé,

qui

qui fache bien diftinguer les vertus démontrées vraies par l'expérience, des
vertus fuppofées, & qui rejette abfolument tout ce qui eft chimérique. Les
ouvrages de M. ALSTON & de M. CUL-
LEN méritent les plus grands éloges.
Quoique le profeffeur de pratique doive
faire connoître les remedes les mieux
indiqués dans le traitement de chaque
maladie, & les employer dans l'hôpital, fi les étudians ne font pas familia-
rifés avec les principes de thérapeutique, & n'ont pas une excellente matiere médicale dans la tète, ils refte-
ront toujours flottans & embarraffés ;
leur pratique s'en reffentira toute leur
vie, & leurs malades en feront les
victimes.

Les inftituts & les opérations de chirurgie doivent, comme je l'ai dit de
l'anatomie, s'enfeigner en langue vulgaire, s'il n'y a pas un enfeignement

particulier pour les chirurgiens. Les
inftituts font de la plus grande importance, & on ne peut pas les faire avec
trop de foin ; le traitement des tumeurs,
des contufions, des playes, des ulceres, des fractures, des luxations, eft
de tous les jours, de toutes les heures ;
& les erreurs, fi fréquentes à tous ces
égards, font toutes les années des mul-
titudes de miférables, par l'ignorance
de ceux qui font appellés à les traiter.
Il eft donc de la plus grande néceffité
de donner l'inftruction la plus foignée
à tous ces égards, & l'on y eft d'autant plus encouragé qu'elle eft facile,
& que l'on peut réduire toute cette
doctrine à des principes aifés & fûrs ;
ainfi, on eft foutenu dans cet enfeignement par une grande efpérance de
fuccès. Le traité des bandages, celui
des hernies & des fauffes hernies, le
traitement interne des bleffés qui fe

réduit à quelques préceptes aifés, & la
matiere médicale de la chirurgie qui fe
réduit auffi à un petit nombre d'articles, doivent être du reffort du profeffeur d'inftituts ; mais ces deux derniers articles, le traitement interne des
bleffés & la matiere médicale de la chirurgie ne doivent s'enfeigner que quand
on enfeigne auffi pour les chirurgiens,
puifque les médecins s'en font occupés
dans d'autres cours.

Le cours des opérations doit non-
feulement démontrer toutes les opérations poffibles, mais faire connoître
toutes les variétés dans la façon de les
exécuter ; rejetter celles de ces variétés
qui font toujours mauvaifes, indiquer
dans quels cas, l'une de celles que l'on
conferve, doit être préférée à l'autre,
reformer celles qui font fufceptibles de
réformes, faire connoître les meilleurs
inftrumens, indiquer les moyens de
D 2

les perfectionner. Il faut ici un démonstrateur , mais fur le même pied que
pour l'anatomie , & ce doit être un
très-bon chirurgien ; il faut cependant
abfolument que le profeſſeur fache opé-
rer lui-même ; il eſt auſſi très-néceſſaire
qu'il exerce quelques étudians à faire
de tems en tems des opérations , & cet
emploi pourroit être une diſtinction,
mais cette diſtinction, comme toutes
celles que tous les profeſſeurs peuvent
& doivent donner, & qui font ſi efficaces pour exciter l'émulation , doit
être une récompenſe de leur aſſiduité
& de leur application , mais non point
une ſuite de ce qu'ils font ſes compa-
triotes , ſes concitoyens, ſes amis, ſes
parens , ſes filleuls , ou de ce qu'ils font
recommandés par un homme en place
ou en crédit , un magiſtrat, une femme, un collegue. Ce ne font que les
diſtinctions données au mérite perſon-

nel qui excitent l'émulation ; celles qui
font accordées au crédit, la tuent ; les
unes font fructifier l'inftruction, déve-
loppent les talens, en donnent prefque
à ceux qui n'en ont pas ; les autres les
étouffent ; & ôter, dès les écoles, aux
jeunes gens l'idée que pour obtenir,
il faut mériter, leur apprendre que
pour réuffir, il faut plutôt de l'intrigue
que de la capacité, c'eft détruire le
principe des fuccès, décourager tous
les bons fujets, rendre tous les établiff-
femens d'inftruction inutiles, & travailler véritablement contre le bien public.

Si la faveur a la moindre part à la
régie d'un établiffement d'inftruction
quelconque ; fi ce n'eft pas le feul bien
de la chofe, & l'équité la plus exacte
qui le dirigent ; fi le defpotifme y
exerce le moins du monde fa tyrannie
toujours deftructive de tout bien ; fi
d'autres titres que le mérite, la capacité,

disposent des places, appellent les récompenses, l'institution la plus solidement fondée, en apparence, devient bientôt inutile, & court rapidement à sa perte.

Le cours des accouchemens, qui est la partie de la chirurgie sur laquelle on a le plus de bons secours, doit suivre celui des autres opérations, & être fait avec le même soin; & s'il est aussi destiné aux éleves en chirurgie, il faut nécessairement, sans entrer cependant dans tous les détails du cours de médecine-pratique, que le professeur expose le régime & la conduite médicinale des accouchées & des nouveaux-nés les premiers jours de leur vie. La réunion de toutes ces parties, (les institutions, les opérations & les accouchemens,) est difficile, mais leur démembrement seroit fâcheux, & je crois qu'il faut l'éviter autant qu'il est possible. L'enseignement doit être la vocation des profeffeurs ; & ce peut être quelquefois une vocation affez pénible ; c'eft aux Gouvernemens à faire qu'elle leur foit cependant agréable & avantageufe ; c'eft l'unique moyen de les déterminer à la remplir avec ce zele qui, feul fait fructifier l'inftruction, & quelque chargée que paroiffe cette chaire, je penferois fi peu à féparer les opérations des inftituts, que je croirois au contraire devoir ajouter une clinique de quelques lits, en hommes feulement, pour le profeffeur de chirurgie ; ce qui feroit fûrement très-utile, parce que fi le profeffeur de pratique admet des cas de chirurgie de toute efpece, ou il faudra beaucoup multiplier le nombre de fes malades, ce qui, comme on le verra, n'eft pas trop poffible, ou il n'auroit pas de quoi recevoir une affez grande variété de cas médicinaux ; & cependant fans l'un ou l'autre de ces

moyens, les étudians quitteront l'univerfité, fans avoir vû le traitement
raifonné & éclairé d'aucun cas de chirurgie. Je croirois donc cette clinique
très-utile; & le profeffeur de pratique
ne feroit alors néceffité de recevoir de
maladies de cette efpece, que celles
qui dépendent d'un vice interne, telles
que la cachexie, le fcorbut, la vérole,
les écrouelles, les cancers, quelques
maladies des os. Si cependant le profeffeur de chirurgie fe trouvoit trop
chargé par l'addition d'une clinique,
on pourroit alors lui ôter les accouchemens, & en charger un autre profeffeur particulier qui, outre le cours
ordinaire, feroit obligé d'en faire un
hors de l'univerfité pour les fages-femmes, qu'il feroit indécent de faire ve-
nir aux écoles publiques avec des cen-
taines de jeunes gens, & auxquelles il
eft cependant fi néceffaire de donner

des inftructions, qu'il eft bien étonnant qu'elles ne foyent pas encore plus généralement répandues.

On a d'excellens compends à fuivre pour les opérations & pour les accouchemens ; je ne connois point d'ouvrage auffi bien fait fur les inftitutions, quoique l'on ait d'excellens morceaux épars : la partie des playes eft traitée fupérieurement dans l'ouvrage de M. VAN SWIETEN ; celle des ulceres l'a été fort bien par M. BELL ; & quant aux auteurs fyftèmatiques qui ont traité *ex profeffo* des inftitutions, je confeille aux profeffeurs en cette partie de ne point négliger les auteurs du feizieme fiecle, parmi lefquels il y en a de très-bons. Je ne parle point d'un enfeignement particulier pour les maladies des yeux, qui peuvent fe réduire à un beaucoup moindre nombre qu'on ne le croit ordinairement ; le compte de 245 publié par TAILOR, eſt un compte de charlatan. Quelques-unes appartiennent à la pratique proprement dite, j'en traitai avec beaucoup d'étendue dans le cours de pratique ; & le profeſſeur d'opérations décrit celles qui ſont néceſſaires à leur traitement ; les principales, les plus difficiles & celles qui exigent une grande habitude de les faire, ſont celles de la cataraĉte, de la fiſtule & de la ſcarification ; toutes les autres ne ſont que des opérations ordinaires qui peuvent être faites par tous les chirurgiens un peu adroits. Si l'on examinoit la queſtion, a-t-on bien fait de faire des maladies des yeux une branche à part, il eſt poſſible que le réſultat de cette diſcuſſion fût que, loin d'avoir eu raiſon, on a eu tort. Il eſt auſſi très-néceſſaire de donner les principes de l'art du dentiſte.

L'hiſtoire de la médecine ne s'enſei-

gne, fi je ne me trompe, qu'en Allemagne, & il eft difficile de comprendre
comment on a pu fi fort abandonner
cette partie. Indépendamment de l'utilité réelle dont elle eft, il me paroît
honteux pour un favant, d'ignorer
l'hiftoire de la fcience à laquelle il s'eft
voué : celle de la médecine eft extrèmement intéreffante par elle-même.
Ainfi, l'établiffement d'une chaire pour
cela, ne doit pas être douteux. Il faut
bien fe garder d'entrer dans les détails
de M. Le Clerc dans fon magnifique
ouvrage fur cette partie ; mais il faut
fe borner à donner l'hiftoire des premiers pas de cette fcience, à indiquer
fes accroiffemens de période en période, à faire connoître les découvertes
effentielles, à fixer les époques exactes,
les principaux événemens de la vie, les
principaux traits du caractere, & les
meilleurs ouvrages de ceux qui fe font

fait une réputation dans toutes les parties de la médecine ou de la chirurgie. Rien n'est si propre à inspirer le desir de se distinguer & à donner une vraie émulation, que les vies des hommes qui ont acquis une si grande célébrité; rien n'est si propre à faire sentir le prix de la conduite morale réunie à l'habileté, que les marques publiques d'estime & de considération dont on a honoré les médecins dont le caractere marchoit de pair avec les talens. On doit aussi indiquer les fondations des universités; mais on doit entierement omettre l'histoire de tous ceux dont les noms font oubliés, de tous les ouvrages qu'on ne lit plus, de toutes les controverses qui n'ont servi à rien. Je renferme dans le même cours l'histoire de l'anatomie, de la médecine, de la chirurgie, & je suis persuadé que cinquante, ou tout au plus soixante leçons peuvent très-bien y suffire; je crois même que l'on devroit regler que le cours se finiroit dans soixante, & seroit complet, puisque sans une regle à cet égard, on pourroit le prolonger à l'infini, & dans plusieurs années, n'en faire qu'une très-petite partie, ce qui deviendroit également fastidieux & inutile. Mais il faut faire marcher à part celle de la botanique, qui n'est point aussi liée avec les autres sciences, qu'elles le sont ensemble; & comme elle seroit peut-être mieux faite, si elle l'étoit par un botaniste, si le professeur d'histoire ne l'est point, on pourroit la laisser à celui de botanique qui en feroit le sujet de six ou sept leçons, en ouvrant son cours. A Vienne, l'histoire de la médecine ne fait pas un enseignement à part; chaque professeur doit commencer ses leçons par l'histoire littéraire de la partie qu'il enseigne; mais cette méthode doit

nécessairement occasionner des répétitions très-nombreuses & des omissions
très - essentielles. Ainsi, je crois qu'il
vaut beaucoup mieux en faire un cours
séparé que de la morceler ; & il est bien
plus agréable pour les jeunes gens de
l'avoir en corps de doctrine que par
fragmens, en guise de préface, à tous
leurs traités.

Un objet essentiel du professeur d'histoire de la médecine, c'est de comparer
l'état de cette science dans ses principales époques, de montrer la gradation
de ses progrès, & de faire voir la différence immense qu'il y a entre ce qu'est
l'art de guérir actuellement, & ce qu'il
étoit du tems d'HIPPOCRATES : il y a
peut être autant de différence entre la
physiologie actuelle & celle d'HIPPO-
CRATES, qu'entre la physique la plus
moderne & celle d'ARISTOTE ; & la
différence dans la pratique est plus

grande encore; elle avoit fait des progrès confidérables entre SYDENHAM &
BOERHAAVE, elle en a fait de très-fen-
fibles depuis ce dernier. Mais c'eſt, ſans
doute, les ſeuls médecins inſtruits qui
peuvent les apprécier, & il faut bien ſe
garder de juger de ſes progrès par les
ſuccès ſeuls, comme on juge d'autres
ſciences phyſiques par les réſultats des
expériences; il n'y a point de fin à faire
de nouvelles expériences, & à découvrir de nouvelles vérités; mais, quand
il s'agit d'agir, on eſt néceſſairement
borné : on ne guérira jamais toutes les
maladies; il faudroit pour cela avoir,
dans pluſieurs cas, le pouvoir d'anni-
hiler & de récréer : dire que l'on ne
guérit pas mieux que du tems d'HIP-
POCRATES, eſt une erreur qu'on eſt
ſurpris de voir échapper à des hommes
dont la ſupériorité du génie & l'étendue
des connoiſſances auroient dû les pré-

ferver ; & juger de la médecine par les fuccès des neuf dixiemes des médecins, c'eft encore la juger iniquement. Si fon étude eft la plus belle que l'on puiffe faire, elle eft auffi une des plus difficiles ; & comme fon exercice eft une vocation lucrative, elle éprouve ce qui arrive dans les autres états, on l'exerce avant que de l'avoir apprife, & on l'exerce mal ; d'ailleurs, dans trop d'endroits encore, on l'enfeigne mal ; dans très-peu, auffi bien qu'il feroit à fouhaiter. Enfin, il y a une confidération bien effentielle à faire, quand on veut la juger, c'eft que l'on ne peut point juger de la certitude de fes principes par la réuffite, parce que le plus fouvent elle eft troublée par des circonftances étrangeres. Quand un phyficien, d'après les principes connus, a imaginé une expérience nouvelle, il peut prédire, à coup fûr, l'effet, parce que tout s'arrange précisément à sa volonté. Mais le médecin, en ordonnant un remede d'après l'état bien démontré du malade, & la vertu également certaine du remede (e), a à craindre une quantité d'événemens qu'il ne tient point dans sa main ; le remede est peut-être mal préparé ; il n'est pris qu'en partie ; il

(e) Vouloir douter qu'il y ait des vertus bien démontrées dans un grand nombre de remedes, c'est vouloir douter de toutes les observations physiques ; & quand le tartre émétique a fait vomir, le jalap purgé, le mercure fait saliver, le nitre fait uriner, le kermès fait suer, le fer ou le kina fortifié, l'opium assoupi cent fois de suite, dans des cas où on les avoit employé pour en obtenir ces effets ; croire qu'on ne peut point assurer ces vertus, puisque ces effets peuvent avoir été produits accidentellement dans le tems de l'expérience, c'est dire que les faits prouvent peu, & qu'il n'y a de démontré que les vérités mathématiques.

eſt adminiſtré irrégulierement ; le malade ſuit un mauvais régime ; au moment où des remedes anti-ſpaſmodiques
ont fait ceſſer des convulſions, une
émotion qu'on cache au médecin les
rappelle ; quand il combat la jauniſſe par
les remedes les plus efficaces, un chagrin
que tout le monde ignore, l'augmente ;
quand il a abattu une fievre inflammatoire par la ſaignée & le nitre, la garde-
malade effrayée de la foibleſſe ſalutaire
dans laquelle le malade tombe, rallume
la fievre par du vin d'Eſpagne. Si le
vrai génie conſiſte à ſaiſir les rapports
des choſes, l'homme qui en eſt doué,
ſur-tout s'il eſt phyſicien, doit-il juger
la médecine d'après PÉTRARQUE, ou
d'après tous ceux qui, depuis le milieu
du quatorzieme ſiecle, juſques à la fin
de l'année derniere, ſe ſont fait les col-
porteurs de ſes ſarcaſmes ?

Il y a une partie eſſentielle dont je

n'ai point parlé, & qui doit cependant
être enseignée, c'est le prognoſtic en
général : cette partie eſt aſſurément très-
importante, mais il me paroît qu'elle
appartient proprement à la pratique ;
ou je dirai plus en détail, ce que je crois
qu'il y a à faire à cet égard. C'eſt cette
derniere partie, celle à laquelle toutes
les autres ſervent d'introduction, dont
je dois parler actuellement, & j'en par-
lerai avec plus d'étendue que de toutes
les autres : elle eſt proprement ma partie, c'eſt celle dont je me ſuis occupé
toute ma vie ; & lorſque je fus appellé
à une chaire de pratique & à la direction d'un hôpital clinique, je réfléchis
avec la plus grande attention à la meilleure méthode de remplir ces deux poſ-
tes ; & l'événement m'ayant prouvé,
j'oſe le dire, que ma méthode avoit eu
quelques ſuccès, je ne craindrai pas
d'expoſer ici le plan que je m'étois fait,

& pour les leçons & pour l'hôpital. Je développai celui-ci dans ma leçon inaugurale en Novembre 1781, & j'eus le plaifir de le voir approuvé par mes collegues, & par plufieurs médecins très-éclairés de Milan & de Pavie, qui s'y trouvoient; mais il n'a jamais été rempli auffi complettement que je l'aurois défiré; la premiere année, parce que les cliniques étoient fi petites & d'une conftruction fi vicieufe, que je n'y arrêtois les étudians que le tems néceffaire pour examiner attentivement les malades, juger de leur état & prefcrire ce qui leur étoit néceffaire; la feconde année, parce que, quoique les cliniques euffent été tranfportées dans des chambres plus fpacieufes & affez aërées, leur contiguïté avec la grande falle, y occafionnoit un bruit trop incommode pour que l'inftruction pût être telle que je l'aurois defiré, & qu'elle le feroit devenue dans les nouvelles cliniques, où tout auroit concouru à la favorifer. Mais je reparlerai de ce plan enfuite, je paffe actuellement à celui des leçons.

Avant que de commencer la tractation des maladies, je crus devoir la faire précéder par une introduction à la pratique clinique, un traité du prognoftic en général, & un traité du régime dans les maladies aiguës; & comme l'introduction à la pratique clinique de M. BOERHAAVE, que ce grand homme avoit fait pour l'ouverture des leçons dans l'hôpital de Leyde, eft excellente; je crus ne pouvoir mieux faire que de la lire avec de très-légers changemens; & quand j'aurois enfeigné la pratique pendant longues années, je n'en aurois fûrement jamais compofé d'autre. Je fis la même chofe pour le prognoftic; je lus une très-bonne differtation de VATER, à laquelle je joignis quelques ad

ditions, avec lesquelles je l'ai fait réim-
primer avant que de quitter Pavie. Si
j'y étois resté, sans renoncer à cette
dissertation pour texte, j'en aurois un
peu changé l'ordre, & je lui aurois
donné au moins le double d'étendue,
pour en faire la matiere de quatre ou
cinq leçons. On pourroit aussi employer
à cet usage le troisieme livre des observations de LOMMIUS.

Le traité *de victu acutorum* remplit
deux grandes leçons ; & je crois que l'on
doit toutes les années commencer par ces
trois lectures, puisque toutes les années
il y a une nouvelle volée qui n'a point
encore assisté aux leçons, ni à l'hôpital ;
à moins que pour gagner du tems, on
ne fît imprimer ces trois traités, sur lesquels on interrogeroit les nouveaux ve-
nus dans une ou deux leçons préliminaires, pour s'assurer qu'ils se les sont
rendus familiers ; parce qu'il n'est pas

douteux que ceux à qui ils le font, profitent bien davantage, & aux leçons &
à l'hôpital. La feconde année, je ne
relus pas l'introduction à la pratique,
parce que j'appris qu'elle fe trouvoit
entre les mains de prefque tous les
étudians; mais en échange, je confacrai
une leçon à rappeller les fujets, & à
préfenter une analyfe bien courte,
comme on peut penfer, de toutes les
leçons de l'année précédente. Quant à
l'ordre des matieres fur lequel je crois
que l'on peut varier beaucoup, fans
que ces différences ayent une grande
influence, voici celui que j'ai fuivi :
1°. J'expofai d'abord les maladies de la
fibre; 2°. l'inflammation & toutes fes
fuites; je traitai des cancers avec plus
d'étendue, je crois, & de détails, qu'on
ne l'a fait encore ; & en traitant du
fcirrhe, je traitai auffi des obftructions
en général, parce que, comme on en

voit beaucoup dans les cliniques, il me parut important d'en parler dès les commencemens des leçons, afin qu'on en faisit mieux le traitement; 3°. la fievre en général & toutes les fievres en particulier ,que je réduis aux inflammatoires, putrides & intermittentes. Je cherchai sur-tout à prouver que cette multitude de fievres que l'on a créé, n'existe réellement pas, & qu'un grand nombre, sous des noms différens, sont absolument les mèmes, ce qui porte dans cette matiere une clarté & une simplicité, que la longueur & l'obscurité de la nomenclature avoient fait disparoître. Après avoir traité de la fievre inflammatoire, je traitai de la coction, des crises, des métastases, des rechûtes, de la convalescence, de la génération de la mort ; 4°. les maux de nerfs; mais je ne traitai que de la mobilité, de l'apoplexie, des maladies soporeuses,

poreuses, de la paralysie, des spasmes, des convulsions, chapitre dans lequel celles des enfans sont traitées très au long, & de la rage : 5°. les maladies des différens visceres ; je commençai celles de la tête par la pléthore & les hémorrhagies en général, les catharres, les maladies des yeux & des oreilles, l'esquinancie prise dans son sens le plus étendu, &c. Mais manquant de tems, parce que des circonstances particulieres m'en avoient pris beaucoup, cette partie ne fut pas finie : des maladies de la poitrine, je ne traitai que de l'étisie ; & de toutes celles du bas-ventre, je ne traitai que des douleurs d'estomac. La cinquieme partie comprend la cacochymie, les maux vénériens, les écrouelles, les maladies de la peau, celles des os, le rhumatisme, la goutte : la sixieme traite des maladies épidémiques en général, de la petite-

E

vérole, de la rougeole & de la fievre écarlatine : enfin, dans la septieme, je renferme les maladies des enfans, des vieillards, celles des différens états, des différens pays, & celles des femmes.

Je ne dictois rien, je l'ai déja dit, je lisois une heure au moins, quelquefois soixante & dix minutes : toutes mes leçons étoient une tractation de la matiere dans laquelle je tâchois de réunir tout ce qui pouvoit faire reconnoître la maladie, en distinguer les différentes causes, en apprécier le danger & en fixer le traitement pour les différentes especes.

Je sais que les trois quarts des médecins ont très-peu de livres, qu'un plus grand nombre lit très-peu; j'aurois voulu qu'il fût possible d'enseigner sur chaque maladie, tout ce qu'il est nécessaire d'en savoir. Je ne suivois point pour tous les chapitres cet ordre uniforme de définition, caufes, fymptômes, diagnoftic, prognoftic, indications, remedes. Si l'on veut traiter pleinement toutes les matieres, on ne peut pas toutes les affujettir au même ordre; mais fous des ordres différens, & fouvent fans divifions indiquées, tous ces articles fe retrouvoient; je donnois toujours une définition auffi exacte, & une defcription auffi complette qu'il m'étoit poffible, du mal; je commençois par une defcription générale; mais comme aucune des maladies particulieres ne reffemble à ces defcriptions générales, je joignois l'hiftoire des variétés les plus fréquentes, & j'indiquois les fymptômes extraordinaires & les cas rares; je décrivois avec le plus grand foin les efpeces qui demandent des variétés de traitement; j'indiquois les caufes prédifpofantes & accidentelles; &

après avoir établi la caufe prochaine, j'en déduifois le prognoftic & les indications, & je donnois les moyens que je jugeois les plus propres à les remplir, en indiquant leur régies dans les différens cas.

Un jeune médecin qui n'a lu qu'une defcription générale de la maladie & l'indication générale des fecours, eft bien embarraffé, lors même qu'il la reconnoît, de la traiter; il m'a paru qu'il falloit lui préfenter la maladie fous autant de fes variétés qu'il eft poffible, & le conduire par la main dans l'adminiftration des fecours pour les différens cas. Nulle part je n'ai donné mes obfervations & mes opinions feules; par-tout je me fuis fervi des obfervations & des opinions des meilleurs médecins, de ceux qui ont le mieux traité la matiere; & je les ai toujours indiqué; mais je ne les ai pas cité feulement, quand ils m'ont paru avoir raifon, quand j'étois du même avis qu'eux ; j'ai cru qu'il étoit de la plus grande importance qu'un profeſſeur indiquât aux jeunes gens tout ce qu'il croit erreur, non pas dans les mauvais auteurs, dont les erreurs ſont ſans conſéquence, mais dans les meilleurs, dans ceux dont l'autorité eſt la plus reſpectable; & quels ſont ceux de cet ordre qui n'ont pas leurs erreurs ? Ce ſont les ſeules qui ſoient dangereuſes, parce qu'ils jouiſſent d'une grande confiance; ce ſont par là même, les ſeules qu'il ſoit important d'indiquer : ſi on ne les indiquoit pas, il arriveroit, quand les jeunes gens viendroient à les lire, ou qu'ils les adopteroient par préférence à la doctrine de leur maître, ou que ces différences d'opinions leur feroient jetter des ſoupçons d'incertitude ſur les principes de la médecine. J'ai cru devoir prévenir ces dangers ; & ces auteurs que je louois tous les jours, je n'ai pas craint d'en dire, *ici ils se sont trompés*, & d'indiquer en quoi, & pourquoi ; mais je l'ai toujours fait de façon à ne pas les blesser, quand ils auroient été présens ; mon respect se voyoit mieux dans ma critique que dans mes éloges. M. DE HAEN qui est un de ceux que j'ai le plus loué & le moins critiqué, quoiqu'assurément dans plus d'un endroit, il ne fût pas à l'abri de la critique la plus juste, & que l'on puisse même trouver dans son ouvrage des cas de traitemens absolument erronés, & erronés moins par la difficulté des cas, que parce qu'il les observoit avec des yeu offusqués par la lunette d'un système ; M. DE HAEN, dis-je, a écrit à propos d'un de mes ouvrages. ,, Je vois bien qu'il se forme une li- ,, gue sourde contre HIPPOCRATES,

„ SYDENHAM , BOERHAAVE , &c.
„ dont on veut affoiblir l'autorité ".
J'ignore qui en font les fauteurs, fi
tant eft qu'elle exiftât ailleurs que
dans fon imagination ; je déclare que
je la mépriferois, & que perfonne ne
refpecte plus que moi ces hommes
célebres ; mais je fuis fort éloigné de
croire qu'ils n'ont jamais erré, & de
penfer que l'on ne doit pas ofer re-
lever leurs erreurs. Penfer ainfi, ce
feroit retomber dans l'idolatrie fervile
& fi funefte aux fciences, des Arifto-
téliciens ; & elle feroit encore plus
funefte en médecine qu'en phyfique.
HIPPOCRATES digne de tant d'hom-
mages , renferme un grand nombre
d'erreurs en tout genre. En louant
très-fouvent, & à très-jufte titre, M.
VAN-SWIETEN , j'ai dû faire remarquer fouvent que fon refpect pour la
mémoire de fon maître, lui avoit fait

adopter, & répandre par là même, plusieurs de ses erreurs de théorie; & j'ai vu un professeur en physiologie très-éclairé, & trop éclairé pour se soumettre à cet ordre, à qui il avoit défendu d'enseigner quoi que ce soit, même dans cette science, qui ne fût pas conforme à la doctrine de M. BOERHAAVE. Ce dernier, SYDENHAM lui-même, ont erré. On a vu plus haut que M. STORK n'a pas ordonné cette servilité en publiant les instituts, qu'il l'a même défendue; elle étoit chez M. VAN-SWIETEN une erreur du cœur plus que de l'esprit; on ne veut pas à trouver à reprendre chez les personnes qu'on aime, & son tendre attachement pour son maître, ne lui permettoit pas de soupçonner qu'il pût s'être trompé. Je me suis défendu de cette soumission absolue aux ordres du précepteur le plus respectable : *le maitre l'a dit*, est une expression funeste aux sciences; j'ai combattu très-souvent les opinions de M. Boissier de Sauvages, pour lequel j'étois non-seulement rempli de respect, mais auquel j'étois attaché comme un fils à son pere, parce qu'il en avoit eu les bontés pour moi. Indiquer les erreurs de ces excellens hommes, qui tous étoient remplis de l'amour du bien public, c'est entrer dans leurs vues, c'est faire ce qu'ils auroient fait eux-mèmes, puisqu'on voit dans la succession de leurs ouvrages, qu'ils corrigent une année les erreurs de l'année précédente. Ce n'est point se croire supérieur à eux, à Dieu ne plaise ! Eh ! qui oseroit se croire égal à Boerhaave, ou obser-vateur, comme Sydenham ? C'est profiter des lumieres que la succession des années, amene nécessairement, &

qu'ils n'ont pas pu connoître ; ainſi , loin de m'en faire un ſcrupule , je m'en ſuis fait un devoir.

J'ai joint à chaque chapitre des obſervations particulieres , ou des autres ou des miennes , plus ſouvent des premieres , parce que quand il s'agit de préſenter des obſervations utiles , un médecin , quelque nombreuſe pratique qu'il puiſſe avoir , en trouvera plus ſûrement dans le magaſin général que dans le ſien propre. J'ai toujours préſenté ce que les ouvertures des cadavres peuvent donner de lumieres ſur les cauſes de la maladie : quand il y a eu des queſtions importantes controverſées , je les ai examiné auſſi nettement qu'il m'a été poſſible , & j'ai tâché d'indiquer les raiſons qui pouvoient fonder une déciſion. On comprend que ne voulant donner qu'une pratique éclairée , vou-

lant préſenter une idée nette de la
cauſe, des ſymptômes, des indications, de l'effet des remedes; j'ai dû
très-ſouvent rappeller les principes
phyſiologiques, pathologiques, thérapeutiques; & cela eſt inévitable : ce
n'eſt point des excurſions ſur les autres ſciences, c'eſt l'application des
matériaux que les autres ſciences ont
préparé pour la pratique; mais en les
rappellant, je me ſuis permis auſſi
d'avoir mon opinion, & dans toutes
les parties, j'ai eu pour maxime *nul-
lius jurare in verbis*; par-tout auſſi
j'ai tàché d'indiquer, comme le déſire
M. STORK, ce que l'on doit regarder
comme certain, comme probable, comme douteux, comme obſcur; j'ai cher-
ché à être très-clair & à ne rien omettre de néceſſaire, autant au moins
que mes connoiſſances ſur cette matiere me le permettent, & j'ai tàché

de ne rien dire d'inutile; quelquefois feulement dans quelques endroits réellement difficiles, fi je m'appercevois, & un profeſſeur attentif ne peut pas ne pas s'en appercevoir d'abord; fi je m'appercevois, dis-je, qu'une partie de l'auditoire ne faiſiſſoit pas aiſément, non-feulement je me répétois, mais je me paraphraſois, & je faiſois tant d'efforts, que j'ofe croire qu'il n'y a pas eu un feul endroit qui foit reſté obſcur, même pour les plus médiocres: mais, quand il y a de vrais imbécilles, & où ne s'en trouve-t-il pas? on ne doit pas perdre le tems précieux des autres en vains efforts, pour leur faire comprendre des matieres qui, quelques fimplifiées qu'elles foient, paſſent leur intelligence. Pour mieux inculquer chaque matiere, je commençois chaque leçon, par confacrer quelques minutes, comme je l'ai dit, à rappeller les points principaux de la leçon précédente, & quelquefois à infifter un peu fur le plus effentiel : outre cela, quand une matiere étoit finie, je la repaffois en interrogeant ; & j'ai eu lieu de croire, foit par le plaifir que cela faifoit à l'auditoire, foit parce que j'en obfervai moi-mème, que ces interrogations font extrèmement utiles, & plus utiles même que je ne l'avois d'abord prévu. Prémierement, leur attente force les jeunes gens au travail ; en fecond lieu, leurs réponfes donnent occafion au profeffeur de développer bien des idées, d'amener beaucoup de vérités, de faire beaucoup d'obfervations utiles, qui, fans cela, ne feroient jamais venues dans les cours. J'ofe dire que cette méthode eft fûre, qu'elle donne de l'inftruction à tous ceux qui font capables d'en recevoir ; & comme elle n'eſt point trop féche, parce que l'on peut y amener quelques circonſtances hiſtoriques, rélatives ou à la maladie, ou aux remedes, ou aux auteurs qui en ont traité, j'ai vu qu'elle n'a jamais fatigué, quoique mes cahiers ſoyent ordinairement auſſi étendus, que ſi je n'avois eu pour objet qu'un traité complet ſur une maladie particuliere; mais on comprend auſſi par-là qu'elle eſt longue, & en comparant la partie de mon cours que j'ai lue avec celle qui ne l'a pas été, je vois qu'il faut compter près de quatre cent leçons de plus d'une heure. Cela pourroit ſe faire en deux ans dans les univerſités où tout le tems s'employe, & où le nombre des leçons eſt conſidérable. Là où le calendrier en indique un nombre moins conſidérable, & où elles reſtent toujours au deſſous du nombre indiqué, il faudroit quelques années; & il en faudroit dix là où l'on n'en fait que quarante. Il me reste à dire quelque chose de l'ordre des études.

Quant à l'ordre des études, c'est-à-dire quant au tems dans lequel on doit étudier les différentes parties de la médecine, il n'est pas douteux que les premieres années, on doit étudier l'anatomie, la chymie & la botanique, qui doit être le dernier cours de toutes les années; les vacances d'été doivent se prendre, quand il est terminé; mais, comme on n'est pas toujours le maître de le finir quand on veut, parce que le commencement dépend des saisons, on peut le continuer encore pendant les examens, quoique tous les autres soient finis; & il est impossible, quoiqu'un cours ne doive point empiéter sur un autre, que l'on n'acquiere pas déja, en faisant ces trois premiers, quelques idées de phyſiologie, de chirurgie, de matiere médicale.

Ces trois parties doivent être, avec la pathologie & la thérapeutique, l'objet principal des études de la ſeconde année. Mais comme dans le plan que j'ai propoſé, la phyſiologie & la pathologie ne font qu'un cours, la matiere médicale & la thérapeutique un autre, on voit que dans le fond, ce n'eſt què trois cours; & ces trois cours ne doivent pas empêcher d'aſſiſter encore à ceux d'anatomie, de chymie & de botanique; mais ſans faire une étude particuliere de ces ſciences, comme la premiere année; & l'on voit par là même que les cours d'anatomie, de chymie, de botanique, de phyſiologie & de thérapeutique doivent ſe faire à des heures différentes; je dirois même celui de botanique, mais comme il eſt très-poſſible qu'il ne commence que quand celui

d'anatomie eſt fini, il peut le rem-
placer, & pour cela, on les placeroit à
la premiere heure du matin l'un & l'autre. Il ne peut pas y avoir des heures
diſtinctes pour tous les cours, mais il
n'y a point d'inconvénient que l'hôpital, les leçons de pratique, la médecine civile, celle du barreau, l'hiſtoire de la médecine ſe faſſent aux mêmes heures que l'anatomie, la chymie,
la botanique ou la chirurgie. La troiſieme année on étudiera l'hiſtoire de
la médecine, l'hygiene & la médecine
civile, la médecine du barreau, la pratique, & on ſuivra l'hôpital.

La quatrieme année, c'eſt la pratique
& l'hôpital qui doivent occuper uniquement : ce ſont les ſeules leçons que
les étudians doivent être aſtreints à
ſuivre ; s'ils ſuivent d'autres cours,
c'eſt de leur propre mouvement, &
dans la vue, ou d'acquérir encore dans

les parties sur lesquelles ils se sentent moins forts, ou de se perfectionner dans celles auxquelles ils sont portés par goût. Il est très-ordinaire de voir dans les universités les meilleurs sujets se livrer de préférence à l'anatomie, ou à la chymie, ou à la botanique, ou à la chirurgie : & l'on observe alors évidemment que la passion multiplie les heures dans toutes les circonstances possibles ; ils en trouvent toujours pour leur étude favorite, sans faire tort aux études essentielles. A l'aide de cet ordre, & en supposant près de deux cent leçons par an, je suis persuadé qu'un jeune homme peut remporter une provision de connoissances, infiniment plus considérable que celles qu'ils ont ordinairement, & se trouvera à même, moyennant qu'il veuille aller avec beaucoup de circonspection & de lenteur dans les commencemens, d'être d'abord utile,

& de le devenir infiniment dans la
suite.

A Vienne, le cours des études de
médecine est de cinq ans, & l'on donne la premiere année toute entiere à
l'anatomie, la botanique, la chymie;
la seconde, à ces mêmes parties, & à
la physiologie; la troisieme, à la physiologie, à la pathologie & à la matiere
médicale; la quatrieme, à la pathologie, à la matiere médicale & à la pratique; la cinquieme, à la pratique &
à repasser différens colleges. Cet arrangement est sûrement très-utile; mais
cinq ans sont peut-être un long terme
pour bien des jeunes gens; & je suis
porté à croire que pour les sujets qui
ne perdent pas leur tems, quatre ans
peuvent suffire; pour ceux qui le perdent, dix sont comme un, & le
tems le plus long est inutile, pour
qui ne sait pas l'employer: cependant,

je ne difconviens pas qu'il n'y eut de l'avantage à avoir un an de plus ; en ce cas, j'employerois la premiere entierement, comme je l'ai dit ; la feconde, dans mon plan, réuniroit à ces mêmes parties, la phyfiologie & la pathologie, avec les inftitutions de chirurgie ; la répartition des autres parties fe feroit aifément dans la troifieme année ; mais les deux dernieres feroient prefqu'entierement pour la pratique. Il y a des univerfités où l'on n'eft que trois ans, où beaucoup de parties ne s'enfeignent point, & où il n'y a point d'hôpital clinique ; le terme eft bien court ; cependant on peut en l'employant, & fur-tout en le bien diftribuant, en tirer parti ; mais on comprend qu'il eft impoffible d'en tirer le même parti, que d'une univerfité où l'on auroit fuivi le plan beaucoup plus complet que je propofe, & qui, vraifemblablement ne

fera jamais exécuté, quoi qu'assurément l'exécution en soit très-possible :
ce n'est ni la *république de* PLATON,
ni celle de *Thomas* MORUS, elle n'exige ni beaucoup d'hommes, ni des frais
immenses : & les hommes capables,
quant aux talens & aux connoissances,
se trouveroient sans doute ; mais ce
n'est pas tout que d'avoir des hommes
capables, il faut avoir des hommes
voulans, & les uns sont infiniment
plus rares que les autres ; c'est le manque de ces derniers qui fait tout échouer.
Les Souverains ont beau dire, je veux
que ceux à qui je confie des places s'en
occupent, & employent leurs soins à
faire réussir les affaires dont ils sont
chargés ; les arrêts sont inutiles, les
moyens coactifs dangereux, & les Gouvernemens se trompent, quand ils
croyent pouvoir forcer les actions ;
mais il y a des moyens pour diriger les

volontés, & quand on y eſt parvenu, les ſuccès ſont ſûrs.

J'ai indiqué les objets ſur leſquels on doit donner des leçons, mais les leçons ne ſervent à l'enſeignement, qu'autant qu'elles ſont écoutées, ſaiſies, retenues; & la pente naturelle des jeunes gens aux plaiſirs & à la diſſipation, fait que l'on peut toujours craindre, pour le plus grand nombre, qu'elles ne ſoient négligées, & l'inſtruction perdue, ſi l'on ne trouve pas le moyen de les forcer, en quelque façon, à tirer parti des ſecours qu'on leur offre. C'eſt dans cette vue que l'on interroge, & c'eſt dans cette vue que ſont établis les examens. Avant que de leur donner des actes de capacité qui fondent la confiance du public, les inſtituteurs des univerſités ont voulu que les jeunes gens donnaſſent des preuves de cette capacité, en répondant à toutes les queſtions qu'on doit leur faire ſur toutes les parties ſur leſquelles ils doivent être inſtruits. Malheureuſement on attache dans beaucoup d'endroits ſi peu d'importance aux examens, qu'ils ne ſont qu'une vaine cérémonie à laquelle il faut s'aſtreindre, mais qui ne prouve rien : que les jeunes gens s'en tirent bien ou mal, ils ſeront également déclarés capables ; mais comme je l'ai dit, en médecine c'eſt exactement donner des brevets d'homicide. Auſſi, cet objet me paroît mériter la plus grande attention, & la premiere loi d'une univerſité devroit être une grande ſévérité dans les examens, & dans les examens de médecine ſur-tout. Cette ſcience eſt de tous les états, ſans doute, celui dans lequel l'ignorance eſt la plus dangereuſe : conférer mal-à-propos le droit de l'exercer, c'eſt ſe rendre reſponſable de tout le mal qu'un ignorant peut faire ; & ce n'eſt que par la rigidité des épreuves que l'on peut y parer. La façon dont elles ſe font dans beaucoup d'endroits, eſt très-inſuffiſante ; on ne fait d'épreuves qu'à la fin du terme des études, & alors il n'y a, pour ainſi dire, plus de moyens de réparer le tems perdu. Un jeune homme qui ne ſait rien, lit rapidement quelque tems à l'avance les cahiers, s'il y en a ; quelques compends, s'il n'y a point de cahiers ; ſe fait exercer, par un répétiteur, ſur les principales matieres ; il apprend quelques définitions, quelques phraſes, fait arriver des lettres de recommandation, & ſe préſente aux examens, avec la certitude, il eſt vrai, de les mal faire ; pluſieurs ne s'en cachent pas ; mais avec la confiance d'être admis comme tant d'autres qui n'ont pas mieux fait que lui,

lui, & malheureusement l'événement justifie cette confiance. On le reçoit, dit-on, par pitié, il a perdu sa jeunesse, que feroit-il ? & pour qu'il n'ait pas perdu sa jeunesse, on lui dit : va, je te donne le droit de dévaster ta patrie, & de perdre tes concitoyens : pour d'autres, on a d'autres prétextes. Pour prévenir celui de cette jeunesse perdue, pour forcer les jeunes gens au travail dès les premiers momens, il faut, après avoir commencé par n'admettre que ceux chez qui les examens préliminaires dont j'ai parlé plus haut, ont démontré une vraie aptitude ; il faut, dis-je, que les examens se fassent toutes les années, & se fassent avec sévérité sur les parties que l'on doit avoir étudié cette année ; que les professeurs de ces parties l'interrogent au moins chacun une demi-heure & sur différens articles, que tous les autres

F

l'interrogent auſſi, puis qu'enfin étant tous médecins, aucune partie ne doit leur être étrangere ; mais moins long-tems.

Si cet examen ne va pas bien, cette année eſt déclarée perdue : ce n'eſt pas une bien grande perte, on peut, ſans être ému de pitié, porter cet arrêt, & obliger le jeune homme à ſuivre de nouveau les mêmes cours, ſans en entendre d'autres ; il ſubira les mêmes examens l'année ſuivante, & s'il les fait mal encore, il eſt exclus de l'univerſité pour toujours, puiſqu'il eſt bien démontré qu'il n'a ou aucun talent, ou aucune application & aucune crainte de la honte, c'eſt-à-dire qu'il ne ſera jamais bon à rien, ou aucun goût pour cette vocation ; & dans ce dernier cas, on lui rend ſervice, en l'en excluant, puiſqu'il eſt encore à tems d'en embraſſer un autre. Si les

examens font bien allés la premiere
année, on les fait paſſer à d'autres études ; à la fin de la ſeconde, on fait
d'autres examens, il eſt à préſumer
qu'ils iront bien ; mais s'ils alloient
mal, on procéderoit comme la premiere année; il en ſeroit de même à
la troiſieme ; enfin, la quatrieme année, l'examen qui ſeroit l'examen final
& déciſif, (je ſuppoſe ici le terme des
études de quatre ans,) mais dont le
ſuccès ne ſeroit preſque pas douteux,
ſi les trois premiers avoient été bons ;
l'examen, dis-je, ſeroit encore plus
long, on pourroit même en faire deux.
Ici chaque profeſſeur interrogeroit ſur
ſa partie, & le profeſſeur de pratique
interrogeroit au moins une heure ſur
la ſienne. Cette répétition d'un examen ſur toutes les parties, eſt néceſſaire, pour qu'un jeune homme ne
les néglige pas; & quand il les a bien

étudiées, quand les examens des premieres années ont été bien faits, repasser toutes ces parties sur la fin de ses études, lui coûte bien peu : s'il s'est fait des extraits des leçons, les relire lui suffit ; d'autant plus que comme je l'ai dit, l'étude de la pratique rappelle nécessairement toutes les études précédentes.

Les professeurs doivent faire rouler leurs examens principalement sur les connoissances de nécessité ; il y en a d'une utilité moins pressante, qui ne doivent être mises qu'en second ; il y en a qui ne sont presque que d'ornemens, qui ne doivent entrer dans les examens que pour les sujets distingués, à qui l'on ménage cette occasion de briller ; c'est une récompense de leur supériorité qui les flatte, & qui ne peut point affliger les autres ; il y a même des parties sur lesquelles on doit être moins févere que fur d'autres ; telles font la médecine civile, & furtout l'hiftoire de la médecine. On peut être praticien fort utile, fans favoir fur quel pied on doit calculer l'étendue d'un cimetiere, & combien de pieds cubes d'air un homme gâte dans une heure, ou fans avoir difcuté, fi *Archiatre* fignifie médecin du prince, ou prince des médecins. On trouve quelquefois des fujets très-fenfés, qui ont beaucoup de juftefle, qui peuvent devenir d'excellens obfervateurs, & par là même de fort bons médecins, mais qui n'ayant ni une curiofité fort active, ni une extrème facilité, ni beaucoup de mémoire, fe bornent à l'utile généralement utile ; & il y a des parties qui n'ont qu'une utilité, ou de lieu ou de circonftances rares : il faudroit bien fe garder de les rebuter; ce font des hommes précieux.

F 3

On fe récriera peut-être fur la longueur de ces examens. Quand les faire? Combien ne dureront-ils pas? Je crois qu'ils doivent tous fe faire avant les vacances d'été; on leur confacreroit une quinzaine de jours, foir & matin, après la ceffation des leçons; on commenceroit par ceux de premiere, feconde, troifieme année : les étudians qui doivent prendre le grade, fe trouveroient les derniers, & auroient, pendant les autres examens, un tems qui leur ferviroit à repaffer beaucoup de chofes. Ce feroit une corvée fans doute pour les profeffeurs ; mais je ne connois point de vocation qui n'ait fes corvées, & dont on puiffe remplir tous les devoirs, fans en éprouver quelquesunes. Par la même raifon, par laquelle j'ai dit au commencement que l'on ne devroit pas être admis à faire fes études dans fa ville natale, je ne veux

pas que l'obtention des grades soit gra-
tuite, mais je voudrois que les frais
en fuffent appliqués ou à quelque mai-
fon de charité, ou aux frais même de
l'univerfité, mais qu'il n'en revint
abfolument rien aux profeffeurs, puifqu'il n'eft pas naturel qu'il leur en
coûte, pour remplir leurs devoirs avec
la plus grande intégrité, & qu'après
avoir enfeigné avec le plus grand foin,
ils foient privés d'une partie de leurs
appointemens, s'il fe trouve beaucoup
de jeunes gens qui en ayent affez peu
profité pour être éconduits : on les
exclut pour le bien public, c'eft aux
bourfes publiques à en faire les frais.
M. Smith, c'eft-à-dire l'homme qui
a jamais le mieux connu la marche de
l'efprit & du cœur humain, a établi
fur des raifons & par des faits, que
penfionner les profeffeurs, & rendre
par là même leur fortune indépendante

de leurs talens & de leur application,
avoit été funeste à l'instruction (*f*),
& je sens combien souvent cela est
vrai ; mais je n'ai point eu pour but
d'examiner, s'il convient de conserver
les instructions publiques, mais seulement de rechercher sur quel plan une
instruction publique de médecine doit
être dirigée, pour faire le plus de bien
possible , & je crois qu'elle peut être
amenée à en faire beaucoup ; mais il
ne faut point qu'elle soit contrequarrée
par la régie de sa police, ce qui est
très aisé , comme l'a encore très-bien
observé le même M. SMITH. " Si l'au-
„ torité, dit-il, réside dans l'université
„ même , l'indulgence des membres
„ les uns pour les autres peut tout
„ perdre, & il cite l'exemple de l'uni-

(*f*) *Recherches sur la nature & les causes de la richesse des nations* , Liv. *V.* Ch. *I.*
Art. 2. *T. V*, p. 258.

» verſité d'Oxfort , *où la plupart des*
» *profeſſeurs ont abandonné abſolument*
» *depuis pluſieurs années , juſques à*
» *l'apparence d'enſeigner.* Si l'univer-
» ſité eſt ſous une juriſdiction étran-
» gere, il eſt à craindre qu'une pa-
» reille juriſdiction ne ſoit exercée par
» l'ignorance & le caprice. De ſa natu-
» re, elle eſt arbitraire & à diſcrétion,
» & les perſonnes qui en ſont re-
» vêtues, n'aſſiſtant jamais aux le-
» çons, & n'entendant peut-être rien
» aux matieres qui en ſont le ſujet,
» il eſt rare qu'elles interpoſent leur
» autorité avec jugement. Souvent
» même l'ivreſſe de la ſupériorité leur
» inſpire tant de morgue & d'inſo-
» lence, qu'elles ne s'embarraſſent nul-
» lement de quelle maniere elles la
» feront ſentir, pourvu qu'on la ſen-
» te, & qu'elles ne ſe feront aucun
» ſcrupule de cenſurer ou de dépoſer

F 5

„ à tort & à travers. Cette jurifdic-
„ tion humiliante dégrade néceffaire-
„ ment celui qui s'y trouve affujetti ,
„ & au lieu d'une perfonne des plus
„ refpectables de la fociété qu'il de-
„ vroit ètre , elle l'en rend une des
„ plus viles ".

Pour rendre les examens plus utiles , c'eft en public que l'on doit les
faire , comme ils fe font prefque par-
tout : les faire en particulier , eft affu-
rément un mal vû ; & non-feulement
fi l'on veut les rendre véritablement
utiles , il faut les faire en public,
mais il faut y joindre un jugement public , moyen le plus propre à animer
l'émulation qui eft le reffort le plus
puiffant de tous les fuccès. J'en ai vû
des effets fi marqués à Geneve , qui eft
peut - ètre l'endroit du monde où les
études fe faifoient avec le plus de fuccès , que je ne puis avoir aucun doute

ſur ſes heureuſes influences ; qu'il me ſoit permis d'en parler avec quelques détails. Après l'examen, le candidat & tous les auditeurs ſortoient ; l'académie délibéroit & ſur l'examen, & ſur ce que les profeſſeurs, dont le jeune homme avoit dû fréquenter les leçons, rapportoient de ſes mœurs, de ſon aſſiduité, de ſon application. La délibération finie, il rentroit, s'avançoit en face du recteur qui lui rapportoit le jugement porté ſur ſon examen, ſon application, ſa conduite, ſes mœurs; cenſurant hautement, ſans cependant décourager, quand on méritoit la cenſure ; louant avec chaleur, quand on méritoit les éloges. Il étoit impoſſible que cette méthode ne produiſit pas les plus grands ſuccès, & je n'oublierai jamais tous ceux que j'en ai vû. Avec ce moyen, on peut mener à tout les jeunes gens qui ont quelque fentiment d'honneur, & qui ne font pas dépourvus de talens. Il y auroit peut être auffi quelqu'avantage à ajouter quelques prix en livres, pour ceux qui fe diftingueroient dans les examens fur les parties effentielles, l'anatomie, la botanique, la chymie, la phyfiologie, la chirurgie & la pratique. Ces livres porteroient fur la couverture les armes de l'univerfité, avec quelque devife bien choifie. Quand on n'en donneroit qu'un toutes les années fur chaque partie, & je ne voudrois pas que l'on en donnât plus de deux, ce feroit une dépenfe peu confidérable pour un Etat, & d'une utilité confidérable pour le fuccès des études. Les examens de vive voix, font fans doute les meilleurs; cependant, je ne crois point les thefes inutiles, moyennant que ce foit les étudians qui les faffent, & qu'il n'y ait point des oppofans choi-

fis six mois à l'avance, mais que chacun puisse opposer sur le champ : non-
seulement ils s'accoutument par là à
travailler une matiere, à l'envisager
sous tous ses points de vue ; mais
comme il n'y a aucun sujet qui ne
puisse conduire à des objections sur
presque toutes les parties de la médecine, cela les oblige presque nécessairement, s'ils ont la moindre émulation, à s'entretenir dans l'étude de
toutes & à s'en rendre les idées familieres ; mais, comme je le dis, ils doivent en ètre les auteurs & les défendre.
Il faut qu'il y ait un professeur qui pré-
side, mais uniquement pour maintenir
l'ordre dans la dispute, éloigner les
cavillations, enfin, les aider un peu,
s'il y avoit des objections qui lui pa-
russent réellement trop difficiles pour
de jeunes gens, même très-instruits ;
car de soutenir trois ou quatre propo-

fitions fans développement , n'avoir pour oppofans que deux ou trois profeffeurs qui differtent plus qu'ils n'objectent ; c'eft de l'aveu de tous les membres des univerfités où cet abus régne, une pure formalité auffi inutile qu'ennuyeufe, c'eft une perte de tems réellement repréhenfible , & il eft difficile de comprendre comment elle a pu être autorifée.

J'ajouterai ici un mot fur un autre moyen de favorifer les progrès des études parmi les jeunes gens, c'eft l'établiffement d'une fociété d'étude entr'eux; elle ne doit point être d'inftitution; la loi ne doit point l'ordonner ; les profeffeurs ne doivent en avoir ni la régie, ni l'infpection; elle ne doit être fous aucune autorité, & tout ce que les profeffeurs doivent faire, c'eft d'en encourager l'établiffement. Une fociété de cette efpece établie à Edimbourg, il y a cinquante ans, en automne de 1734, & qui s'y soutient encore dans l'état le plus brillant, est un puissant motif à desirer qu'il s'en forme par-tout où l'on a le bien des études à cœur. Ce que rapporte M. FORTHERGILL qui en avoit été membre, & qui connoissoit ses avantages par sa propre expérience, développe l'esprit de sa fondation; & ses succès prouvent que par-tout on doit l'établir sur le même pied. Plusieurs étudians, dit cet habile médecin (g), les plus distingués par leur application & leurs lumieres, enflammés par l'exemple de leurs maîtres qui n'avoient rien tant à cœur que l'avancement des jeunes gens dont l'éducation leur étoit confiée, formerent entr'eux une société pour leur instruction réciproque & l'avancement de leurs études; & M. RUSSEL en fut

(g) *An Essay on the character of the D. Al.* RUSSEL.

un des premiers membres : on y agrégeoit tout étudiant qui se distinguoit par sa diligence, son habileté & sa conduite : elle s'assembloit une fois par semaine, & deux des membres étoient toujours chargés de pourvoir aux occupations de l'assemblée suivante. M. MORGAN, en dédiant sa thèse à cette société en 1763, lui dit, entr'autres choses, dans ce très salutaire établissement où l'on ne discute que les questions les plus utiles, tout concourt à avancer l'étude de la science médicinale. En parlant de cette même société, M. GARLAND, dans sa dissertation sur les astringens, finit ce qu'il en dit par ce tableau énergique : *ubi juventutis studia gloria incenduntur, exercitatione acuuntur ; animique ad multiplicis ac spinosæ scientiæ quærenda laborem perferendum, propositis ex suorum numero exemplis pulcherrimis , perpel-*

luntur ; poſtremò ubi omnes inter ſe mutuæ amicitiæ firmiſſimum nectit vinculum. (h). Mais, je le répéte, que l'autorité ne s'en mêle pas, & qu'aucun profeſſeur n'y ait même droit d'entrée qu'autant que l'aſſemblée ſe ſera fait un plaiſir de l'aggréger.

Je viens actuellement au plan d'enſeignement dans la clinique, traduit preſque littéralement de la préleçon du 26 Novembre 1781.

De tout tems, on avoit bien compris que pour apprendre la médecine pratique, il faut voir des malades. Dans l'antiquité, avant l'établiſſement des univerſités, quand chacun étoit maître d'enſeigner la ſcience qu'il croyoit ſavoir, & que l'on alloit l'apprendre auprès du maître qu'on croyoit le meilleur, il paroît que les méde-

(h) *Ibid.*

cins qui avoient des difciples, les conduifoient auprès de leurs malades. Partout où il y a des univerfités, les étudians en médecine fuivent les hôpitaux, ils affiftent à la vifite, entendent le médecin queftionner, & voyent ce qu'il ordonne; cela n'eft pas fans quelque utilité, mais c'eft une utilité affez bornée; & fi le médecin de l'hôpital fe trompe fouvent, cette école peut même devenir dangereufe. Pour profiter véritablement, il faut que le médecin joigne l'enfeignement à la vifite du malade, & c'eft vraifemblablement ce qui avoit lieu dans les tems dont je parle, mais cela n'étoit établi dans aucune univerfité. Il paroît qu'au commencement du feizieme fiécle, le college germanique le demanda, pour Padoue, au Sénat de Venife; il pria qu'un profeffeur fût chargé d'un enfeignement dans l'hôpital même : il n'eſt pas à préſumer que cela ait été refuſé, mais je n'ai pas l'aſſurance que cela ait été exécuté, & il me paroît que c'eſt François DELLBOE qui, le premier en 1658, a établi une école clinique dans l'hôpital de Leyden, où il enſeignoit à obſerver les ſymptômes, à rechercher les cauſes, à ordonner les remedes & à ouvrir les cadavres : il publia les obſervations faites dans cet hôpital la premiere année, ſous le titre de *Collegium Noſocomicum*; & ſon diſciple *Joachim* MERIAN publia les obſervations des trois années ſuivantes. J'ignore ſi cet établiſſement fut continué; mais on ne retrouve des preuves de ſon exiſtence que ſous M. BOERHAAVE, qui étoit médecin de cet hôpital avec M. OOSTERDICK SCHACTH. Ses diſciples nous ont conſervé ſon diſcours préliminaire à l'ouverture de la clinique dont j'ai déja parlé, & quelques hiſtoires de maladies, avec l'explication des ſymptômes, les recherches ſur la cauſe, le prognoſtic, les remedes, qui ſont des morceaux précieux & des modeles excellents en ce genre ; cette école ſubſiſte encore. Quand en 1720, des médecins d'Edimbourg, tous éleves de M. BOERHAAVE, animés par ſon exemple, brulant du déſir de propager ſa doctrine, fonderent l'univerſité d'Edimbourg, ou au moins-y firent des changemens que l'on peut regarder comme une nouvelle fondation, une école de clinique, ſur le plan de celle de Leyden, fut un de leurs premiers établiſſemens ; elle a toujours été confiée à deux des plus habiles praticiens de cette univerſité, qui en a fourni un ſi grand nombre, s'eſt toujours ſoutenue ſur le meilleur pied, & n'a pas peu contribué à l'inſtruction de tous les médecins célebres qui en font fortis. En même tems, peut-être même auparavant, il y avoit auffi une école de clinique, mais moins commode, puifque ce n'eft que quelques lits dans la grande falle de l'hôpital, à Padoue, dont un des profeffeurs les plus célebres a été M. KNIPS-MACOPE, Grec, de l'isle d'Agrippa, dont j'ai ouï vanter la fagacité, & qui, parvenu à une vieilleffe très-avancée, mourut, fans autre fymptôme qu'un froid extrême pendant plufieurs jours.

Quand M. VAN-SWIETEN, nourri dans l'école de Leyden, donna un nouveau plan pour celle de médecine de Vienne, il établit un hôpital de clinique qu'il confia à M. DE HAEN fon ami, & l'un des plus célebres éleves de M. BOERHAAVE, qui l'a dirigé avec la plus grande habileté, & qui a publié fes obfervations dans des vo-

lumes pleins d'excellentes chofes ;
ainfi que les trois que M. STOLL, qui
le remplaça, a donné, & qui font ex-
trêmement regretter qu'il ait abandonné cette entreprife. Quand on re-
fonda l'univerfité de Pavie, on vou-
lut auffi qu'il y eut un hôpital de clinique, mais le local en fut fort négligé. Appellé à le diriger, je me fuis
occupé des moyens de le rendre le
plus utile poffible ; & perfuadé que
les jeunes gens s'inftruiront bien mieux,
en foignant les malades eux-mèmes,
qu'en les voyant foigner, que non
feulement chacun fera forcé à donner
fon attention au malade qu'il foigne,
mais que tous en donneront peut-être
plus aux malades foignés par leurs
condifciples, qu'à ceux que foigneroit
le profeffeur, qu'il réfultera delà beaucoup d'occafions d'inftructions, &
qu'enfin ce fera le vrai moyen de me

faire connoître les étudians, raisons qui avoient sans doute déterminé l'illustre auteur des statuts de l'université de Vienne, à dire qu'on leur confieroit le soin de quelques malades, sous la direction du professeur, je me suis déterminé à leur confier le soin de tous. Chaque malade sera remis à un étudiant comme chef, & à un autre comme assistant, qui remplacera le premier, si par quelque circonstance, il ne se trouvoit pas à l'heure de la visite; ces deux seuls se mèleront du malade & l'examineront, puisqu'il seroit cruel d'exposer un pauvre malade à des examens multipliés qui sont si contraires à l'une des premieres régles de diététique, que la plus grande tranquillité est nécessaire dans le traitement. On peut rappeller ici l'épigramme de MARTIAL contre son médecin.

qui alloit chez ſes malades, ſuivi de
tous ſes écoliers ;

Languebam ; ſed tu comitatus protinùs
    ad me
Veniſti centum, Symmache, diſcipulis.
Centum me tetigere manus, aquilone
    gelatæ ,
Non habui febrem ; Symmache , nunc
    habeo.

Il faut ſe ſouvenir que M. DE HAEN
fut très-effrayé & très-affligé de voir empirer cruellement l'état d'un malade auprès duquel il avoit arrêté trop long-tems
les étudians ; & il ne faut point oublier
que la guériſon du malade eſt toujours
le premier objet, & que l'inſtruction
n'eſt que le ſecond ; c'eſt ſur ce principe que j'établis que l'on n'iroit dans
les cliniques qu'à l'heure des viſites,
& j'ai vû que quand on ſe relâchoit
à cet égard, la clinique devenoit une
place publique où il n'y avoit plus
d'ordre ;

d'ordre ; les malades, les chirurgiens, les gardes se plaignoient, & cela est d'autant plus fâcheux, que ce sont les plus dangereusement malades, c'est-à-dire ceux auxquels le repos est le plus nécessaire, qui sont le plus vexés par les questions & les examens.

L'étudiant chargé du malade, placé avec son assistant à sa droite, pendant que le professeur sera à sa gauche, l'interrogera & l'examinera avec décence, avec douceur & avec cette bonté qui est si consolante pour ces pauvres infortunés, trop accoutumés à penser qu'on s'occupe bien peu d'eux, & si propre à leur inspirer de la confiance : & l'examen se fera dans l'ordre suivant, qui est le plus naturel, le plus aisé par là même, & qui sert beaucoup à empêcher que l'on n'omette des questions essentielles. J'ai vû par la difficulté qu'il y a à amener un grand nombre de jeunes gens, pleins d'ailleurs de talens & de connoiffances à bien queftionner, combien il étoit utile de les y accoutumer de bonne heure, & quel avantage ils retiroient d'être d'abord mis à pratiquer eux-mêmes.

1°. Quelle eft la patrie ; ce qui eft très-important, fur-tout dans les pays où l'on trouve à de très-petites diftances des airs très-différens ; quelles font les maladies qui y regnent dans ce moment ; quelle eft la vocation ; ce qui eft auffi extrèmement néceffaire ; quelles font les maladies qu'il a eu précédemment. Si c'eft une femme, on l'interroge fur les regles, la groffeffe, les couches, le lait.

2°. Quand a commencé la maladie, comment elle a commencé, quels remedes on a employés.

3°. Après ces queftions préliminaires, mais néceffaires, on paffe à l'examen de l'état actuel, & d'abord des fonctions vitales dont on juge par la refpiration, le poulx, le plus ou le moins de force ; l'état de chaud ou de froid appartient auffi aux queftions de cet ordre. Il eft très-important d'accoutumer à toucher le poulx affez long-tems & très-attentivement ; & comme c'eft d'après l'examen des forces vitales, que l'on juge ce que l'on a à efpérer des reffources de la nature, & ce que l'on doit craindre de fa foibleffe, cet examen fert non feulement à fonder en grande partie le prognoftic, mais encore à déterminer fi l'on doit laiffer beaucoup à faire à la nature, ou s'il faut fe hâter de l'aider.

4°. Des fonctions naturelles : de l'état de la bouche, quant au goût, à la féchereffe, à la couleur de la langue &c. ; de la foif, de l'appétit, du dégoût, des naufées, des vomiffemens, des fonctions des inteftins, de l'urine, des crachats, de la fueur.

5°. Des fonctions animales ; des fens externes & internes ; des facultés ; & quant à ces derniers articles, l'afpect du vifage, la phyfionomie, les yeux fur-tout, le ton, donnent les plus grands indices ; du fommeil, que l'on peut auffi ranger parmi les fonctions naturelles ; des douleurs ; & quand le malade en éprouve, il faut s'informer de leur fiege, de leur commencement, de leur continuité ou de leurs intermittences, favoir fi elles font fixes, ou fi elles vont d'une place à une autre ; demander ce qui les augmente ou les diminue ; il faut en toucher le fiege & le toucher dans différentes attitudes.

Dans toutes les maladies aiguës un peu graves, & dans beaucoup de chroniques, il eſt auſſi très-néceſſaire de palper exactement le bas-ventre pour s'aſſurer de l'état des viſceres ; mais c'eſt par où il faut finir.

On comprend aiſément que toutes ces queſtions n'ont pas une importance égale dans toutes les maladies : on s'informera plus de la douleur, de l'état de la reſpiration, de la nature des crachats chez un pleurétique que chez un autre : on fera plus d'attention à la couleur de la peau, à celle des ſelles & des urines, à l'état du bas-ventre chez un ictérique que chez un paralytique. Dans un goutteux, on inſiſtera ſur l'hérédité ou la non hérédité, ſur la premiere attaque du mal, ſur les paroxyſmes précédens, l'état de l'eſtomac, le gonflement & la ſenſibilité de la partie, les ſueurs.

Quand, après cet examen fait avec ſoin, on a acquis toute la connoiſſance de la maladie que l'on peut acquerir (1) dans ces premiers momens, le médecin qui foigne le malade, doit nommer la maladie, dire pourquoi il la nomme ainfi, indiquer fes caufes, établir le prognoftic, tirer enfuite fes indications, en fe demandant, qu'eft-ce qui péche dans ce malade ? & qu'y a-t-il par-là même à changer ? C'eft fur les caracteres effentiels de la maladie, fur ceux qui fervent à la diftinguer de toute autre, à faire faifir fa vraie caufe, qu'il faut infifter le plus, puifque ce font ceux qui fervent de bafe aux indications : dans les maladies aiguës, il n'y a prefque plus d'erreurs

(1) Dans l'hôpital où l'on amenoit fouvent des gens malades depuis long-tems, & très-bornés, qui ne rendoient aucun compte de leur état paffé, qui n'avoient autour d'eux perfonne qui put en rendre compte, & qui quelquefois déliroient déja, cet examen étoit fouvent très-difficile.

fort dangereuses à craindre, dès que l'on est venu à distinguer avec certitude, si elles sont inflammatoires, putrides ou malignes. Dans les chroniques, il y a également des caracteres qui servent à faire juger avec confiance dans le plus grand nombre des cas, quel est le genre de la cause, & ces caracteres saisis font connoitre la marche qu'on doit suivre. Quand on a formé les indications, on s'occupe des moyens de diététique, de pharmacie ou de chirurgie que l'on croit les plus propres à les remplir. Voilà sans doute la meilleure maniere à suivre. Le professeur n'est que spectateur, quand tout va bien, & je puis dire que j'ai eu ce plaisir souvent ; d'autres fois, il faut suppléer les questions, aider dans toutes les autres parties, rectifier, completter ; mais il m'a paru que la meilleure façon étoit de le faire en questionnant', d'aider fimplement, ou au moins de n'avoir l'air que d'aider, d'encourager ; & beaucoup de jeunes gens très-timides n'ont réellement befoin que d'encouragement ; fur-tout il eft bien important de n'en humilier aucun ; il n'y a que l'ignorance préfomptueufe qui mérite ce terrible châtiment ; l'encouragement développe les talens, & les éloges donnés à qui a bien fait, font un principe d'émulation, je l'ai déja dit, mais j'aime à le redire, dont je ne puis pas affez vanter les bons effets.

La pratique dans l'hôpital, conforme aux principes donnés dans les leçons, étoit la plus fimple poffible ; on employoit des remedes fimples, & on en changeoit peu, parce que quand la vraie indication a été faifie, & le meilleur remede choifi, c'eft une erreur fâcheufe que d'aller continuellement d'un remede à un autre. On doit imiter la nature, suivre ses voyes; & comme on vient de le dire avec beaucoup de vérité, dans un excellent ouvrage sur les eaux minérales, elle est amie de la simplicité, & ses plus merveilleuses opérations ne sont ordinairement que le produit de forces très-simples, appliquées sensément (*k*). Cette pratique eût été cependant plus simple encore ici, elle le seroit dans beaucoup d'autres pays, dans lesquels les forces vitales sont plus grandes, l'énergie de la nature plus forte, l'irritabilité plus considérable, l'effet des remedes par là même plus marqué. Dans un climat humide, parmi des malades dont plusieurs sont affoiblis par un air de marais ou de riziere, par le manque

(*k*) *Nic.* ANDRIA *Trattato delle aque minerali*, 8. Napoli, 1783, T. II, p. 135.

de bons alimens, l'art a beaucoup plus à faire ; j'ai été effrayé quelquefois des dofes de remedes qu'il falloit donner, & les crifes fpontanées & bien marquées étoient rares.

Quand la cure eft déterminée, le médecin doit prefcrire le régime (*1*), & les remedes. Le premier jour, à la tète des formules, il convient de mettre une définition détaillée de la maladie. Le lendemain, on commence par rappeller quelle elt la maladie & relire les formules de la veille ; après quoi, le médecin traitant, s'informe, foit du

(*1*) Le régime n'étoit pas, en tout, tout-à-fait ce qu'il auroit dû être, & ce qu'il feroit devenu, quand, après la conftruction des nouvelles cliniques, on auroit fait un réglement pour tous les détails de leur police, dont plufieurs avoient été un peu négligés, & que différentes circonftances ne permettoient pas de rétablir brufquement.

du malade, soit du garde, soit du chirurgien attaché à la clinique, de tous les changemens survenus depuis la veille ; d'après le rapport, il porte de nouveau son jugement sur l'état actuel, & prescrit, ou de nouveaux remedes, ou la continuation des mêmes.

La visite ne se fait qu'une fois par jour ; dans le plus grand nombre des maladies, il est inutile d'en faire davantage, & la multiplication des visites est, comme on l'a vu, une fatigue pour les malades ; mais, quand les cas sont plus graves, celui qui a soin du malade & son assistant, y retournent une ou plusieurs fois aux heures désignées. Dans les cas fort graves, le professeur y retourne aussi, ce qui m'est arrivé très-souvent, & même plusieurs fois par jour ; enfin, s'il y avoit des maladies dont on ne pût bien juger qu'en les voyant plus d'une fois par jour, comme celles dont les accès offrent des phénomenes qu'il faut voir pour s'en faire une idée, le professeur doit indiquer une heure où tous les auditeurs s'y retrouveront : mais je le répete, les secondes visites, dans les cas ordinaires, sont inutiles pour les étudians & très-fatigantes pour les malades ; d'autant plus que la seconde visite tombant sur le soir, donne une agitation qui influe sur la nuit même, comme j'ai eu occasion de le voir quelquefois ; cependant, comme il peut arriver des cas imprévus, survenir de nouveaux malades qui ont besoin d'autres secours que ceux que les chirurgiens peuvent ordonner, il faut choisir alternativement parmi les plus éclairés, un étudiant qui voye sur le soir, si tout est en ordre, s'il n'est rien survenu qui exige des changemens, & s'il n'est point arrivé dans l'hôpital quelques maladies intéreſſantes, qu'il ſeroit utile de faire mettre dans les cliniques, quand il y a des lits vacants (*m*).

(*m*) On ne reçoit dans l'hôpital de Pavie que les maladies aiguës ; ainſi il n'eſt pas poſſible que les cliniques y prennent tous les malades que l'on deſire d'obſerver : mais, comme le profeſſeur eſt maitre d'y recevoir qui il veut, & il faut abſolument que cela ſoit ainſi, il ſe préſentoit toujours beaucoup d'autres malades de la ville ou des environs, parce que les malades ſavoient qu'on les traitoit avec la plus grande attention, & que d'ailleurs ils y étoient fort bien ; & je ſaiſis avec empreſſement cette occaſion de rendre juſtice aux attentions de la direction de ce grand hôpital, compoſée de douze des premiers gentilhommes de la ville, & dont M. le Marquis ADORNO DE BOTTA eſt le préſident. Chacun d'eux eſt chargé, pendant un mois, de l'inſpection ; & j'ai été témoin, pendant deux ans, qu'aucun ne manque de faire deux viſites régulierement tous les jours ; le matin, ils paſ

Quand le malade eft mort, celui qui en a eu foin, pourra en faire la fection lui-même, finon elle fe fera par les chirurgiens des cliniques, mais il préfidera à la démonftration, qu'il commencera toujours par une courte

fent deux, trois, quatre heures même dans les falles, à avoir l'œil à tout ce qui peut contribuer au bien des malades; le foir, ils y font plus d'une heure; & indépendamment de fon mois, M. le Marquis DE BOTTA s'en occupe toute l'année avec un zele, une affiduité, une charité, qui méritent les plus grands éloges; & je fuis enchanté de pouvoir témoigner ici, à cette refpectable Compagnie en général, à fon illuftre Chef, & à tous fes Membres en particulier, ma reconnoiffance pour toutes leurs bontés, pour les marques de confiance dont ils m'ont honoré, & fur-tout pour l'empreffement avec lequel ils fe prêtoient à ordonner fur le champ tout ce que je croyois utile au bien des cliniques.

hiftoire de la maladie qui a précédé ;
il indiquera les parties que l'on doit
examiner, fera remarquer ce que l'on
trouve de vicieux, & diftinguera les
vices qui paroiffent avoir été la caufe
de la maladie de ceux qui n'en font
que l'effet ; & il fera très-bien de lire
toujours avant la démonftration ce que
M. MORGAGNI a écrit fur les ouvertures des cadavres morts de cette maladie (*n*).

Tous les médecins à qui on confie
un malade, doivent auffi écrire exactement le journal de la maladie, en
le commençant par la patrie, l'âge, le
tempérament, ce qui a précédé fon
entrée dans l'hôpital, & enfuite ce
que l'on obferve chaque jour, les formules des remedes, leurs effets, &

(*n*) Le manque d'un endroit commode
pour les diffections, eft caufe qu'elles n'ont
pas été faites auffi bien que je le defirois.

tout ce qui a rapport aux évacuations, aux fonctions, aux crises, &c. La façon dont ces journaux sont faits, sert infiniment au professeur pour juger des talens & de la capacité des jeunes gens; j'en ai vû qui auroient fait honneur aux plus grands médecins. Je conseille aussi à tous de tenir le journal, non-seulement de ceux qu'ils soignent, mais aussi de quelques autres, en commençant par un ou deux, & venant à un plus grand nombre, à mesure qu'on le fait avec plus de facilité.

Celui qui est chargé de l'histoire d'une maladie doit en même tems lire les meilleurs ouvrages sur cette maladie, & s'en faire un petit traité à son usage; ce sera le vrai moyen d'en acquerir une connoissance solide; & en examinant à fond une maladie, on se familiarise en même tems avec toutes celles du même genre; de façon qu'en

obfervant ainfi un nombre affez mé-
diocre de maladies, on peut acquérir
beaucoup de connoiffances, & ne point
fe trouver embarraffé, quand il s'en
préfente que l'on n'a pas vû, comme
le font néceffairement ceux qui, n'ayant
que vû, fans digerer & fans comparer
leurs obfervations, font déroutés, non-
feulement à chaque nouvelle maladie,
mais à chaque nouveau malade de la
même maladie. Il faut avoir été à la
tête d'une clinique, pour comprendre
quelle différence prodigieufe, il y a
entre les fuccès des différens jeunes
gens.

MÉMOIRE

SUR LA CONSTRUCTION

D'UN

HOPITAL DE CLINIQUE.

JE mettrai de côté, comme je l'ai déja dit, tout ce qui étoit relatif à l'hôpital de Pavie, de même que quelques autres petits détails de conſtruction qui ne peuvent être preſcrits que relativement à chaque emplacement particulier; mais je ne crois pas devoir omettre ce que je diſois d'une ſalle de convaleſcens pour les malades de tout l'hôpital; elle manquoit dans cet hôpital, comme elle manque dans tous ceux que je connois; & je ne

me rappelle même que M. NAHUIS qui
ait exigé qu'il y en eût dans tous les
hôpitaux ; elles y font indifpenfablement néceffaires , puifque tous les médecins d'hôpitaux peuvent remarquer
que les convalefcences y font de la plus
grande longueur , & que quoique la
fievre foit finie , ces infortunés font
très-long-tems fans reprendre le fommeil & les forces ; ils reftent foibles ,
pâles , fouvent même au bout de quelques jours , ils font attaqués de la
fievre d'hôpital ; & l'on n'en fera point
furpris, fi l'on fait attention que l'in-
halation doit être très-forte chez les
convalefcens ; d'ailleurs la néceffité
d'avoir leurs lits pour d'autres , fait
que fouvent on les fort de l'hôpital ,
avant qu'ils foyent en état de s'en
paffer ; ils vont trainer long-tems chez
eux, ne fe remettent jamais complettement, & finiffent fouvent par tomber

dans des maladies de langueur. Une chambre de convalefcens prévient tous ces accidens, & tourne également à l'avantage des malades, qui font beaucoup plus tôt & plus folidement remis, & de l'hôpital qui les garde moins long-tems, parce qu'ils font plus vîte en état de fortir, en paffant huit jours dans une chambre de convalefcens, que trois femaines dans les falles des malades.

Si je ne demandois qu'une chambre de convalefcens, ce n'eft pas qu'une pour les femmes ne fût très-néceffaire auffi, on doit établir pour principe, dans la conftruction des hôpitaux, qu'il en faut deux; mais il n'y avoit abfolument point de terrein pour cela; d'ailleurs, comme on ne reçoit dans cet hôpital que les maladies aiguës, le nombre des femmes malades y eft beaucoup moins grand que celui des hommes ; ainſi ne pouvant y en avoir qu'une, c'eſt pour celle-ci qu'il falloit ſe déterminer. J'avois auſſi demandé un jardin, ou au moins un terrein dans lequel les malades puſſent ſe promener, & même s'occuper à bêcher la terre ; ce qui eût été un établiſſement bien précieux, mais il ſe trouva des obſtacles preſqu'inſurmontables tirés du local. Je paſſe à ce que je crus néceſſaire pour les cliniques, proprement dites, preſque mot à mot, comme je l'avois préſenté dans le *Mémoire* remis à feu M. le Comte de FIRMIAN, & après ſa mort à S. A. R.

Il me paroît que pour tirer tout le parti poſſible d'une école clinique, il faut que dans l'eſpace de deux ans académiques, on faſſe voir aux étudians un aſſez grand nombre de malades des deux ſexes, pour qu'ils puiſſent ſe faire une idée juſte, ſinon de toutes les efpeces de maladies, ce qui feroit peut-être impoffible même dans plufieurs années, parce qu'il y en a de très-rares, mais au moins des plus fréquentes. Pour cela, je crois que l'on ne doit pas avoir moins de vingt-quatre malades à l'ordinaire, douze hommes & douze femmes; il feroit même mieux d'en avoir trente, mais je ne crois pas qu'il convînt d'aller beaucoup au-delà de ce nombre. L'attention des jeunes gens portée fur trop d'objets, feroit moins frappée de chacun, retiendroit moins; d'ailleurs, pour donner à chaque malade le tems néceffaire, il faudroit que les vifites fuffent d'une longueur qui rebuteroit les jeunes gens, & nuiroit à tous, en rendant l'air des chambres trop chaud & mal fain. J'ai éprouvé fouvent, même dans les cliniques de la feconde année, qui étoient fort fpacieufes, combien il s'échauffoit fur la fin de la vifite. Je crois donc qu'il convient de fixer le nombre des malades entre vingt-quatre & trente , dans deux cliniques. Mais , comme il y a beaucoup de maladies dont il feroit à fouhaiter que l'on pût enfeigner le traitement, & que l'on ne doit point recevoir dans les falles communes , fi cela eft poffible , foit , parce qu'elles font réellement contagieufes , telles que la petite-vérole , la rougeole , quelques maladies de la peau ; foit , parce que le traitement exige des attentions & des ménagemens qu'il eft difficile d'avoir dans une chambre commune ; foit enfin , parce qu'il y a des malades qui porteroient le trouble & l'effroi dans les chambres , tels que les épileptiques , quelques fous (o) , je crois qu'il eft

(o) Je fus obligé de faire éconduire deux femmes , dont il auroit été intéreffant

très-nécessaire d'avoir quelques chambres à un lit, annexées à chaque clinique, pour traiter les malades qui ne peuvent pas y être reçus; & je fixerois ce nombre à trois qui, devant nécessairement avoir une certaine grandeur, pour que tous les étudians puissent y entrer, pourroient, en cas de besoin, avoir deux lits. Dans la petite-vérole, par exemple, dans les maux vénériens, il seroit utile d'observer deux malades à la fois. Ces chambres pourroient aussi servir à des inoculations; & ce seroit rendre un vrai service à tant de villes, de bourgs, de villages, dans plusieurs pays où cette pratique est encore presque inconnue, que d'en instruire de jeunes médecins qui la porteroient chez eux, en y retournant.

de suivre les dérangemens.; mais elles ôtoient le sommeil à toutes les autres.

tournant. Un autre ufage de ces chambres , pourroit être de recevoir quelquefois des malades qui , par leur état, ne font pas faits pour être à l'hôpital , mais que des circonftances malheureufes forcent à s'y rendre.

Outre ces pieces néceffaires pour le traitement des malades, il y en a deux autres qui le font pour l'inftruction : la premiere eft une chambre de diffection , ou plutôt un véritable amphithéatre à l'ufage de l'école clinique ; il n'eft point néceffaire qu'il foit auffi grand que celui qui eft deftiné aux démonftrations anatomiques; il fuffit qu'il puiffe contenir ce que l'on peut compter d'étudians des deux premieres volées à l'ordinaire ; mais il doit être fourni également de tout ce qui eft néceffaire pour les diffections Il y a des inconvéniens à n'avoir qu'un amphithéatre commun avec l'école d'anatomie, & de plus grands, à n'en avoir point.

La seconde est une chambre d'assemblée, à cheminée, dont il n'est pas plus possible de se passer que d'un amphithéatre, & qui auroit plusieurs usages. Le premier seroit de s'y rendre au sortir de la visite de la clinique, toutes les fois, & cela arrive souvent, qu'il y auroit des cas sur lesquels le professeur voudroit parler avec quelque détail, ce qui ne se fait point assez bien auprès du lit des malades, 1°. parce qu'il seroit très-fâcheux pour eux, comme je l'ai déja dit, d'être long-tems entourés d'une foule, & cela le seroit d'autant plus, que cela tomberoit presque toujours sur les plus malades, c'est-à-dire sur ceux qui ont le plus besoin de tranquillité, & d'air pur; 2°. parce que cette foule est importune à tous les malades, & trouble le ser-

vice ; & le tems que l'on s'arrête auprès des premiers, retarde le moment
où les autres font visités , moment
qu'ils attendent fouvent avec impatien-
ce ; 3°. parce que fi le profeffeur defire
de faire connoître quelques obfervations analogues, de faire faire quelques
expériences fur le fang , l'urine , les
crachats ; de faire lire quelque mor-
ceau intéreffant fur cette maladie , d'en
développer toute l'hiftoire, ou en en dif-
courant lui-même , ou ce qui vaudroit
infiniment mieux , par des queftions
& en forme de converfation , cela ne
fe peut que dans une chambre particuliere où l'on foit tranquille & commo-
dément ; où il y ait une table pour
écrire , une armoire pour quelques
livres, des fieges fixes autour de la chambre pour tous les auditeurs , parce que
par-tout où ils ne font pas affis, il y a
du bruit & peu d'ordre.

Le second ufage fera de recevoir ces malades de la ville ou de la campagne, attaqués de maladies chroniques, tant internes qu'externes, qui, fans demander à être reçus dans les cliniques où les places font bornées, viennent tous les jours à l'iffue de la vifite, fe faire examiner & demander des confultes fur leur état. Il eft impoffible que ces confultes fe faffent bien dans les cliniques, & elles fe feroient très-bien dans cette chambre, qui ouvriroit une nouvelle voie à l'inftruction ; puifque l'on auroit par-là occafion de voir un très-grand nombre de cas de maladies de langueur, de ces indifpofitions qui, quelquefois, font fi peu caractérifées, qu'un jeune médecin ne fachant quel nom leur donner, ne fait quel traitement leur faire ; fouvent on les néglige & on les laiffe empirer ; ou ce qui eft pire, on les traite mal, & on en fait des maladies très-graves. Ainsi, je le répete, sans une chambre d'assemblée, l'instruction restera toujours très-incomplette.

Cette chambre pourroit aussi avoir un troisieme usage, celui d'y établir une machine électrique, puisqu'il est nécessaire d'en avoir une dans un hôpital destiné à faire connoître tous les moyens de guérison possibles.

Je ne parle point d'une chambre de bains, quoique l'usage des bains soit absolument nécessaire ; parce qu'une chambre à bains, dans un hôpital, peut avoir des difficultés & des embarras ; mais avec des baignoires bien faites, d'un bois léger, à anses, pour les porter comme les chaises à porteur, & l'espace que je laisse entre les lits, il est très-facile de baigner chaque malade dans sa ruelle, de laquelle on lui fait d'abord une tente fermée, en tirant

les rideaux des deux lits, & en cro-
chant au bas de la ruelle un rideau
portatif, dont la verge se pose dans
deux anneaux, un à chaque lit; de
cette façon, ils se baignent plus com-
modément, que s'ils devoient aller
chercher le bain dans une piece qui,
quelquefois se trouveroit assez - éloi-
gnée, & où souvent il faudroit les
porter.

Il est inutile de dire que les chambres
doivent être spacieuses. La clinique des
hommes avoit 1352 pieds de roi de
surface vuide, & dix-huit pieds de hauteur; ainsi elle renfermoit une masse
d'air de 24336 pieds cubes, & ce n'est
pas trop. Celle des femmes avoit 96
pieds de surface de moins, parce que
l'on ne pouvoit pas faire mieux; d'ailleurs, la corruption est sûrement un
peu moins forte dans une salle de femmes; ainsi proportion gardée, on peut

dire qu'elle étoit tout aussi grande. Les trois petites chambres avoient dix-huit pieds de long sur douze de large, & ainsi 216 de surface.

Il est à souhaiter par-tout qu'elles soyent fort exhaussées, & on ne doit pas leur donner moins de seize pieds : c'est l'étendue en hauteur qui fait la salubrité ; & la salle la plus vaste, si elle est basse, renferma-t-elle une masse d'air beaucoup plus considérable qu'une plus haute, sera toujours mal saine ; au lieu que quand elles sont hautes, toute la corruption se portant à la partie la plus élevée, les malades restent au-dessous de la plus grande infection. La meilleure exposition est au midi d'hiver ; on a tout le soleil en hiver, & très-peu en été ; & il faut des fenêtres de ce côté, & du côté opposé ; en fermant en été d'un côté & en hiver de l'autre, on peut être sûr d'avoir toujours des appartemens de saison. Le midi d'été, l'orient & l'occident font infupportables. Outre des fenêtres vaf-tes qui s'ouvrent & fe ferment avec facilité, il faut deux foupiraux, ou tout-à-fait dans le haut, qui ne doit pas être plafonné, à moins qu'il n'y ait d'autres falles de malades, ou au-deffus de la face du nord, qui s'ou-vrent & fe ferment à volonté; ils con-tribuent puiffamment à évacuer l'air corrompu. S'il s'agiffoit de falles très-nombreufes, ces foupiraux feroient infuffifans, & il faudroit recourir à la machine de Sutton, que M. Nahuis a démontré devoir être préférée aux autres machines dans ce genre. Dans toutes les faifons, la falle doit être ouverte, bien arrofée & balayée, avant la vifite du matin; & de nouveau ou-verte & arrofée le foir; dans la belle faifon, les fenêtres feront toujours ouvertes. Tous les lits doivent être de fer ; à trois pieds de large , ils font très-fuffifans , & la ruelle eft auffi fuffifam-ment large à trois pieds & demi : le fervice eft aifé , & les malades ne s'in-commodent point.

Les rideaux doivent être de fil, fans laine ni coton, & d'une couleur fort obfcure. Dans un très - grand nombre de cas , on peut s'en paffer, & dans d'autres, on peut les replier fur eux-mêmes ; mais dans beaucoup d'autres cas, le malade craint l'air , eft agité par tous les objets, a befoin de la plus grande tranquillité, & les rideaux de-viennent néceffaires ; ainfi il faut que tous les lits en ayent, mais il eft fuperflu d'en avoir de plus chauds pour l'hiver.

Les fenêtres doivent auffi avoir des rideaux bruns, ou d'un vert foncé , parce que rien ne fatigue autant les malades que le grand jour dans les yeux.

H 5

Il doit y avoir un poële contre une des faces où il y aura le moins de lits, ou même où il n'y en aura point, & il doit être conftruit de façon que les boiffons puiffent s'y maintenir tiedes, quand elles doivent l'être ; quand on le chauffera, on le chauffera deux fois, pour avoir une température à peu près toujours égale, mais on le chauffera feulement dans les grands froids ; & il eft à fouhaiter que le thermometre ne foit jamais au-deffus de 10 ou 11 d. du thermometre de REAUMUR.

Il faut auffi un réfervoir d'eau fraîche, pour en avoir fous la main toutes les fois qu'elle eft néceffaire ; une armoire pour les linges, & quatre ou cinq efpeces de robe de chambre, de bonne toile en été, de quelque étoffe plus chaude, qui fe lave cependant, en hiver, & que les malades enfilent au moment où ils vont fur felle.

Je n'entre point ici dans tout ce qui a rapport au régime, au fervice des cliniques, aux fonctions des chirurgiens & des gardes, à toutes les parties du régime. J'ai dit que ce devoit être l'objet d'un reglement particulier , quand les cliniques auroient été finies ; il n'auroit pu s'exécuter que très-imparfaitement dans l'état où elles étoient.

Quant à la façon la plus avantageufe de publier les obfervations faites dans les cliniques, j'aurois fuivi une méthode différente de celle de M. HAEN, qui fouvent oublie l'obfervation du moment pour réunir beaucoup d'obfervations étrangeres, & qui trop fouvent ne s'eft occupé que de controverfes peu utiles à la pratique ; je me ferois beaucoup rapproché de celle de M. BOERHAAVE, & je n'aurois fait que de donner l'expofé le plus exact de l'hiftoire de la maladie, de l'examen

de ses caracteres, de la recherche de
ses causes, du prognostic, de l'établissement des indications, du choix des
moyens, tel qu'il a eu lieu dans la
premiere visite ; on auroit ensuite sui-
vi l'histoire journaliere de la maladie,
on auroit rendu compte de l'effet des
remedes, des raisons qui avoient déterminé à les continuer ou à les changer ;
en un mot, ce n'eût été que le journal ordinaire un peu revu, dont on
auroit retranché les répétitions inutiles, & auquel on auroit pu faire quelques additions, telles que j'ai dit qu'il
s'en feroit fait dans les instructions de
la chambre d'assemblée. Cette méthode
est simple, aisée, mais je crois qu'elle
auroit été infiniment utile, & qu'un
recueil dans ce goût, qui présenteroit
un tableau fidele des principales maladies, feroit un ouvrage très-précieux
en médecine ; mais il ne faudroit point

s'impofer la loi de publier toutes les années un volume ; il y a des années qui ne fourniroient que peu d'obfervations intéreffantes, d'autres en fourniroient beaucoup ; ainfi l'époque de la publication feroit le moment où l'on en auroit réuni affez pour faire un jufte volume, comme l'ont fait MM. HOME & DUNCAN, à qui l'on doit des recueils très-utiles, faits dans l'hôpital clinique d'Edimbourg, qui eft une des meilleures écoles de pratique qu'il y ait en Europe, où la médecine feroit des progrès bien rapides, fi l'on s'attachoit davantage à donner aux établiffemens, dans lefquels on l'enfeigne, toute la perfection dont ils font fufceptibles.

DE L'INSTRUCTION

DE CHIRURGIENS

POUR LES CAMPAGNES (*a*).

J'AI dit que quand il n'y avoit pas un établissement particulier pour l'inftruction des chirurgiens, les cours d'anatomie & de chirurgie devoient être en françois; mais cela ne peut avoir lieu que quand ils font en petit nombre, car s'il y en avoit beaucoup, cette réunion feroit impoffible; alors il doit y avoir une inftruction pour eux, & toutes celles des médecins

(*a*) Ce petit Mémoire eft extrait d'un plus grand, compofé en 1776, par ordre de l'Illuftre Chambre de fanté, fur les moyens de fécourir le peuple malade dans les campagnes.

doivent ſe faire en latin; mais il y a un autre ordre de chirurgiens qu'il ſeroit à deſirer que l'on formât pour tous les pays, & que juſques à préſent on ne forme nulle part, ce ſont ceux qui ſeroient deſtinés à ne s'établir que dans les campagnes, pour y ſoigner le peuple malade. Je n'inſiſterai point ici ſur les circonſtances qui rendent cet établiſſement néceſſaire, & ſur les avantages infinis qui en réſulteroient ; je me bornerai à indiquer les objets principaux de l'inſtruction qu'ils devroient recevoir, & les moyens de les inſtruire.

Il faut donner à cet établiſſement toute la ſimplicité poſſible : le même homme doit ſoigner les maladies internes, panſer les playes, & fournir les remedes. Ce n'eſt pas que je veuille que chacun réuniſſe toutes les connoiſ-ſances d'un médecin, d'un chirurgien

& d'un apothicaire, mais c'est que la partie de chacune des sciences nécessaires pour se rendre très-utile à la campagne, où les cas très-fâcheux sont plus rares, est assez bornée pour pouvoir aisément être comprise par toute personne intelligente qui en fera son unique vocation. Je voudrois qu'ils n'eussent aucune des connoissances dont l'utilité n'est pas immédiate ; il leur faut une science usuelle, & il ne leur en faut point d'autre.

Ils devroient par rapport aux maladies, connoître les effets du régime, le traitement des maladies aiguës ordinaires dans ce pays, les moyens de remédier aux accidens violens des maladies ; & il faudroit que dans les maladies chroniques, ils sussent moins tout ce qu'il faut faire, (la tâche est trop pénible) que ce qu'il faut éviter ; sur-tout qu'ils apprissent

à en donner des rélations exactes &
intelligibles.

Il reſtera toujours quelques cas de
maladies aiguës très-graves, qui feront
au-deſſus de leur portée ; mais outre
que ces cas ſont rares, s'ils ne font
pas tout le bien qu'on pourroit faire,
au moins ils ne feront point de mal,
& dans de bons tempéramens, la nature n'étant point contrequarrée, opé-
rera plus qu'on n'en attend ordinairement. Ils ne feront, il eſt vrai, prefque
que fpectateurs dans les maladies chroniques ; mais ces maladies deviendront
très-rares dans les campagnes, quand
on y traitera mieux les maladies aiguës
dont elles font fi fouvent les fuites ;
& quand il s'en préfentera, ils feront
à même de confulter avec fruit des
médecins habiles, & de fuivre leurs
directions ; ils connoîtront très-exac-
tement les effets & les dofes des reme-

des dont on leur permettra l'usage, car je voudrois une regle à cet égard.

Par rapport à la chirurgie, ils connoîtront exactement tout ce qui regarde les contusions ou meurtrissures, tant internes qu'externes; (elles font très-fréquentes à la campagne, & leurs suites très-dangereuses,) les fractures, les luxations, les tumeurs, les hernies ou descentes, les playes, les ulceres. Ils sauront sonder, cela est absolument nécessaire, mais ils ne sauront, ou plutôt ne croiront pas savoir tailler; ils sauront traiter l'inflammation, la tache, & quelques autres maladies légeres de l'œil; ils connoîtront la cataracte, la fistule lachrymale, mais ils n'opéreront pas sur cet organe; ils sauront faire l'opération du bec de lievre, arracher les dents, trépaner, faire les amputations, mais on apportera beaucoup de modifications à l'em-

ploi de ces deux dernieres opérations.
Ils feront les panſemens avec propre-
té & avec adreſſe, ils ſaigneront, ils
appliqueront les ſetons, les cauteres,
les ventouſes, les ſangſues, les véſi-
catoires, le lavemens, les ſuppoſitoi-
res, ils feront les bandages herniaires,
&c.

Pour acquérir toutes ces connoiſſances, il faut un plan d'inſtruction particuliere. J'en exclus le latin, il ſeroit
très-inutile qu'ils le ſçuſſent, & très-
fâcheux qu'ils perdiſſent leur tems à
l'apprendre ; tout ce que j'exigerois,
avant que de les introduire dans l'é-
cole où ils devront ſe former, c'eſt
qu'ils ſuſſent très-bien lire & bien
écrire, qu'ils connuſſent très bien
leur religion, qu'ils euſſent de la facilité à concevoir, de la mémoire, de
la diligence, de bonnes mœurs & une
bonne ſanté.

Les premieres études feroient un cours de phyfique très-fimple, très-élémentaire, dirigé à leur vocation, & fi l'on veut, aux principes généraux de l'agriculture; ils pourroient fe fervir utilement des notions qu'ils acquerroient fur ce dernier article, pour déraciner de l'efprit du peuple beaucoup de préjugés qui, fans cela, s'effaceront difficilement, & dont eux-mèmes refteroient imbus, parce qu'on a bien de la peine à s'en défendre, quand on n'eft point phyficien. Ce cours leur feroit aufli indifpenfablement néceffaire, pour les mettre à mème de comprendre plufieurs vérités importantes, qui ne leur feroient jamais aufli familieres, & dont ils ne tireroient, par là mème, pas le mème avantage en pratique, s'ils ne les connoiffoient que par mémoire, & fans en favoir le pourquoi. Quelques démonftrations fur les élémens de la chymie, feroient annexées au cours de phyſique dont cette ſcience fait partie.

On leur démontreroit les plantes uſuelles, néceſſaires, qui ſe réduiroient à un fort petit nombre ; il ſeroit très-inutile qu'ils en connuſſent d'autres, puiſqu'ils ne devroient pas les employer. Si l'on veut leur en faire connoître quelques autres, que ce ſoit les plantes vénéneuſes & celles qui nuiſent à l'agriculture. On joindroit à la démonſtration des plantes, les regles ſur le tems & la façon de les cueillir, de les ſécher, de les conſerver ; on les obligeroit à aller en chercher en campagne & à les préparer exactement. Les autres manipulations de pharmacie, rélatives à la préparation des tiſannes, des purgations, des extraits, des emplâtres, des onguens &c. ; en un mot, toutes les connoiſſances pharmaceutiques qui leur ſont néceſſaires, s'enſeigneroient en même tems; & tout cela ne prendroit pas un tems bien long, parce qu'on ne ſortiroit pas du néceſſaire. La connoiſſance des drogues ou de la matiere médicale ſe lie aux précédentes, on leur donneroit les notions les plus exactes des vertus des plantes qu'on leur auroit déja démontré, on leur apprendroit à connoître les autres remedes néceſſaires, à diſtinguer, s'ils ſont bien ou mal conditionnés, vrais ou falſifiés; on leur enſeigneroit les vertus bien démontrées de chacun, & on les avertiroit de ne faire aucun fond ſur beaucoup de vertus imaginaires qu'on leur attribue. Ce cours de matiere médicale ſeroit court, mais il pourroit cependant être très-bon. Les remedes chirurgicaux en feroient partie; on donneroit un petit nombre de compoſitions ſimples, mais efficaces, qu'on fubftitueroit à la multitude de celles qu'on employe ordinairement, & qui font prefque toutes ridiculement compofées.

Un autre cours feroit celui d'anatomie, dirigé à leurs befoins ; on leur démontreroit toutes les parties, pour leur donner une idée nette de l'enfemble du corps humain, mais on infifteroit fùr celles dont la connoiffance les intérefferoit plus particulierement ; & on n'employeroit point leur tems à leur inculquer les détails de la diftribution des nerfs, de la fabrique délicate des organes des fens, de la ftructure intime des vifceres, qui feroient autant de fuperfluités pour eux. Les plus petits détails de l'anatomie font utiles au médecin qui veut, & connoître tout ce que l'on fait de phyfiologie, & fe livrer avec fuccès au traitement des maladies de langueur ; mais ce n'eft pas l'objet des chirurgiens de campagne ; & ces connoiffances ne font pas auffi néceffaires dans le traitement des maladies aiguës ; ainfi c'eft pour la chirurgie principalement qu'il faudroit leur enfeigner l'anatomie, & l'on s'attacheroit à l'oftéologie fi néceffaire pour le traitement des fractures & des luxations ; on leur inculqueroit la figure, la direction, la pofition refpective de chaque os ; on leur en feroit remarquer tous les dérangemens poffibles ; ils connoîtroient exactement la diftribution de tous les vaiffeaux un peu confidérables, les attaches, la fituation, les fonctions des mufcles, fur-tout de ceux qui peuvent être intéreffés dans les fractures. L'ignorance fur tous ces articles fait eftropier tous les jours quelques malheureux.

La démonftration anatomique des parties fera fuivie des opérations chirurrurgicales, qu'on leur démontrera sur les cadavres, avant que de les conduire auprès des vivans, parce que ce n'est que sur les cadavres qu'elles peuvent se faire avec la lenteur néceffaire, pour en bien obferver tous les petits détails ; & dans la démonftration anatomique de chaque partie, on feroit remarquer attentivement tout ce qui a quelque rapport à la guérifon des accidens de chirurgie auxquels cette partie eft expofée. On leur expofera auffi les inftituts de chirurgie.

Les connoiffances de phyfiologie & de pathologie néceffaires fuccéderoient aux démonftrations anatomiques ; il faudroit même y joindre un peu d'hygiene. Enfin, le dernier article, l'article effentiel, celui auquel les autres fervent d'introduction, c'eft un traité fimple des maladies aiguës & des maladies chroniques les plus fréquentes ;

on leur décriroit exactement l'hiſtoire de chaque maladie, ils verroient, comme elle s'annonce, comme elle fait des progrès, & comment elle ſe termine; on leur feroit ſur-tout remarquer très-ſoigneuſement les ſymptômes caractériſtiques qui diſtinguent les différentes eſpeces de fievres, & qui font par-là même la baſe ſur laquelle on fonde la différence du traitement; & cette doctrine ſimplifiée comme elle peut l'ètre, ne paſſeroit pas leur portée; ils étudieroient avec beaucoup de ſoin les caracteres du poulx, qui indiquent ou prohibent la ſaignée; on leur feroit connoître le ſiege principal de la maladie; ils l'examineroient enſuite dans le cadavre, on leur apprendroit à appliquer les principes de pathologie qu'ils auroient reçu auparavant; & c'eſt alors ſeulement que ces principes leur devenant propres, leur ſeroient à l'avenir d'une utilité réelle. On leur feroit connoître les fimptômes favorables qui préfagent la guérifon, & les fimptômes funeftes qui annoncent la mort; ils apprendroient à connoître les évacuations critiques, & à les diftinguer de celles qui font maladives, & on leur feroit fentir tout le danger de s'y méprendre; ils apprendroient ce qu'il peut y avoir d'utile dans l'infpection du fang, des urines, des autres excrémens, & tout ce qu'il y a de futile & de trompeur.

On leur donneroit auffi des inftructions fur les maladies chroniques les plus fréquentes dans les campagnes, & il feroit même néceffaire de leur rendre très-familier le traitement des écrouelles, maladie malheureufement très-commune dans les campagnes, auffi bien que dans les villes. L'ouvrage de M. STORK pourroit fervir de bafe aux leçons; il traite de prefque toutes les maladies internes fur lefquelles il eft néceffaire de les inftruire; mais ces leçons, fans hôpital, feroient peu utiles; & il y aura un hôpital clinique pour eux; mais douze lits d'hommes pour les cas tant de médecine que de chirurgie, & quelques lits de femmes peuvent fuffire; on auroit foin de leur faire remarquer les effets de chaque remede, & tous les changemens qui furviennent dans le malade, après les avoir pris; on leur feroit diftinguer autant qu'il eft poffible, ceux qui dépendent du remede, & ceux qui font la fuite de la maladie.

Ils donneront les mêmes foins, & la même attention à l'obfervation des maladies chirurgicales, ils en fuivront la marche, ils verront qu'il faut fouvent très peu de fecours; on leur fera fur-tout obferver exactement les fignes

qui font connoître la néceſſité des opérations, ils les verront faire ſur le vi-
vant, ils en obſerveront les plus petites circonſtances, & en remarqueront
le bon ou le mauvais ſuccès.

On les obligera à tenir des journaux exacts de tout ce qu'ils obſerveront, tant en médecine qu'en chirurgie.

Au bout d'un certain tems, quand
il ſe préſentera des cas analogues à
ceux qu'ils ont déja vû, on les interrogera ſur la façon dont il faut les traiter; & celui qui paroitra connoître
exactement cette maladie & ſon traitement, ſera chargé de la conduire ,
mais on ne lui laiſſera rien ordonner
qu'il n'en donne une bonne raiſon ;
quand il s'égarera, il ſera redreſſé.

Il en ſera de même en chirurgie, ils
commenceront par faire de la charpie,
eſſuyer des inſtrumens, rouler des ban-

des, tenir les chandelles, fucceffive-
vent ils panferont les playes fimples,
feront des fcarifications, ouvriront des
abcès, & de-là, pafferont, par une gradation infenfible, à ce qu'ils doivent
faire de plus difficile en opérations; il
y aura à cet égard là une feule regle,
mais qui ne peut pas tromper, c'eft de
ne leur laiffer faire aucune opération
qu'après qu'ils auront prouvé qu'ils la
connoiffent très-diftinctement. Il faudroit auffi leur apprendre à faire des
rapports exacts en matiere de chirurgie.

Je crois que deux profeffeurs, avec
un habile chirurgien & un habile apothicaire dans l'hôpital, pourroient très-
bien fuffire à cette inftruction, que je
ne placerois point dans les univerfités, & qui devroit être propre à chaque pays.

L'un des profeffeurs auroit la phyfique, l'anatomie, la chirurgie, la phy-

fiologie & la pathologie ; l'autre, la matiere médicale accompagnée des principes thérapeutiques ; la pratique & l'hôpital ; & l'un ou l'autre feroient chargés du petit nombre de leçons botaniques néceffaires ; ou l'on pourroit les remettre à l'apothicaire, auffi bien que les leçons de pharmacie.

Une grande difficulté feroit de leur former une petite bibliothèque, convenable à leurs befoins. J'ai déja dit que l'ouvrage de M. STORK, que l'on feroit traduire, étoit un des premiers à fuivre pour la pratique ; je confeille auffi hardiment l'*Avis au Peuple*, que j'ai travaillé uniquement pour le bien des campagnes ; l'ouvrage de M. BUCHAN, & un petit nombre d'autres. Pour les opérations de chirurgie, l'excellent *Traité* de DIONIS, & les *Obfervations* du fage LA MOTTE ; VERDIER pourroit fuffire pour l'anatomie, mais pour les autres parties, on n'a pas encore, au moins, je ne connois pas des compends deſtinés à cet uſage.

Deux ans, mais bien employés, trois, tout au plus, ſuffiroient, ſi je ne me trompe, à cette inſtruction, qui, comme on voit, ne ſeroit pas extrèmement couteuſe.

F I N.

A P P R O B A T I O N.

Cet Ouvrage offert à la Cenſure eſt une nouvelle preuve du zèle infatigable de ſon célebre Auteur, pour le bien de l'humanité, & de ſon habileté conſommée dans la ſcience qu'il profeſſe.

De Bons, Cenſeur.

Lauſanne le 17 *Mars* 1785.